わからなくても、こころはある

発達障害・不登校・思春期のミカタ

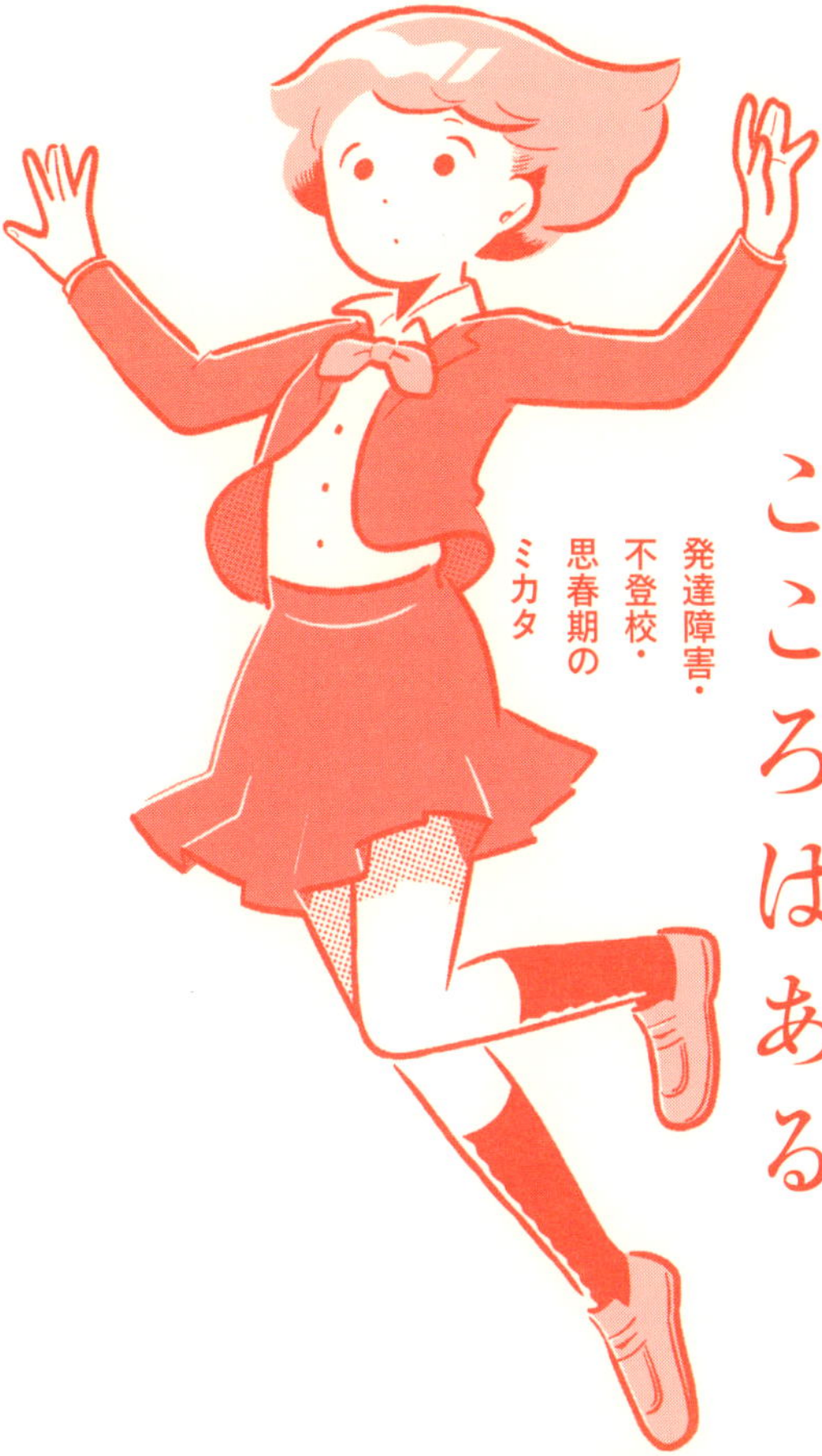

山登敬之

日本評論社

わからなくても、こころはある

目次

発達障害を診る

子どもを理解する

親子を応援する

診察室を出て考える

わからなくても、こころはある

発達障害を診る

1 なぜやらない？ そこがわからない

先日、古い友人から、中学一年生の息子のことで相談したいと電話があった。とにかく勉強をしないのだという。家ではまったくしない。では、通信簿はオール一かというとそうでもなく、教科によってはそこそこの成績をとってくる。そこは授業を聞いてるだけでなんとかなるらしい。音楽や美術などの成績も悪くない。

友人は、成績の良し悪しよりも、なぜ勉強をしないのかが不思議だと言う。先生に叱られ親に叱られ、説教は神妙に聞くものの、その日に出た宿題すらしない。そこでまたドヤされる。

彼の息子は、小学生時代から、そんなことをずっと繰り返しているという。

これだけイヤな思いをし続けるぐらいなら、勉強したほうがマシだろう。そうじゃないか？

オレなら絶対にそうする。せめて勉強するフリぐらいはする。それすらしようとしないのは、どういう神経なのか。どうにもわからないので専門家の意見を聞かせてくれ。友人はそう言った。

別に教育の専門家ってわけじゃないけどな、そう前置きして私は言った。オマエのところの子どもは、基本的に勉強が嫌いなんだろう。嫌いなのはできないからで、しかも自分ができないのがわかっているんだと思う。小学校の頃から勉強しないというと、わりと早い段階でそのことに気づいたのかもしれないな。

それから、自分の診察室に連れて来られる子どもたちのことを思い浮かべながら、私はこう続けた。なんにしろ苦手意識が強いと、努力する前に諦めてしまう子もいる。地道に努力するより、その場を切り抜けることにだけ一所懸命になる子もいる。それから、子どものなかには話を聞いているようでいて、じつは理解できていなかったり言われたことが頭に残らなかったりという子もいる。

そのとき私の頭にあったのは、いわゆるＬＤ（学習障害）やＡＤＨＤ（注意欠如多動性障害）の子どもたちのことだ。彼らのなかには、私の友人が息子に感じるような疑問を大人たちに抱かせる者がいる。

そこで、そういう子どもにＷＩＳＣ（ウェクスラー式児童用知能検査）などを行ってみるわけだが、そういう検査をすると、それなりに納得できる結果が出ることがある。知能全般は平均かときにはそれ以上だが、下位項目にバラつきが目立ち、これはできてもこっちはできないという差が大きい。あるいは、注意の持続が難しかったり作業にとても時間がかかったりといった特徴が見つかる。

私は、だいたいこんな話をして、同じような心配があるなら担任を通じてスクールカウンセラーや教育相談センターを紹介してもらったらいいと助言した。LDとかADHDとかは頭からまずどけておいて、WISCをしておくのは悪くないかもしれない。結果がわかれば、どうして?と気を揉まずにすむし、子どもの能力がわかれば、あらためて対策の立てようもあるだろう。

友人は丁寧に礼を言って電話を切ったが心配は拭えないようだった。「頭からどけて」と言われても、「○○障害」という種類の言葉を聞けば、うちの子にもそのような……と新たな心配が生まれる。結果が出たら出たでその先がまた案じられる。友人はそんな気持ちでいたかもしれない。

だったら、なまじ「専門家」なんかに相談するものじゃないな。そんな意地悪な感想を抱いたりもしたが、それよりも、こういう話を聞くとすぐにLDだのADHDだのといったアルファベットが浮かぶようになった自分の頭がいまいましい。

私が医学部に学んだ頃には教科書にこんな病名は載っていなかった。アスペルガー障害もなかった。そもそも○○障害や知能検査の話を持ち出さなくても、子どもの身になって考えてみれば、先のような状況は説明できそうなものだ。

できない子どもは、学校生活を送るうちに、だんだん自分ができないことに気づく。みんなと同じようにやっていても同じようにできない。もちろん、自分ではなぜかわからない。大人たちからは、勉強しろ、頑張れ、努力しろと言われる。だが、どうしたらできるようになるのか、誰も教えてくれない。できなくったって心配するな、と言ってくれる大人もあまりいない。

できないことはつまらないからやりたくない。まわりからは、やれ！やれ！とうるさく言われるので、余計やる気がなくなる。子どもによってはやらずにごまかすことを覚える。見つかって叱られれば、その場しのぎの言い訳をしてまた余計に叱られる。このような負の連鎖のなかで、子どもは劣等感を募らせ勉強からはますます遠ざかるようになる。

私たちの子ども時代もこういう同級生は少なからずいただろう。だが、その程度の子どもなら、たいていはなんとかなっていた。だからといって、一人ひとりの能力に応じたきめ細かい教育など行われていたはずもなく、子どもの扱いはたいへん大雑把であった。それでもなんとかなっていたのだ。

なんとかならなくなったのは大雑把ではすまなくなったからだろうが、いつからか学校をはじめ子どもたちを取り巻く社会はこんなふうに変わってしまった。かつては受験戦争や偏差値教育がさかんに問題にされたが、それとはまた違った種類のストレスが今の子どもたちを蝕んでいる。

昔は、おそらく、みんなが同じようにできなくてもよかったのだと思う。勉強は一部のできるやつがすればよかった。できないやつは適当に放っておいてもらえたし、それでも大きくなるうちに自分の道が見つかった。ところが、だんだんそうはいかなくなってきたようだ。

子どもは、誰もがみな同じようにできる必要はないし、なにもかもよくできる必要はない。学校の成績だけで人生が決まるはずはないし、夢や希望は通信簿のなかには見つからない。言っておくが、これはキレイごとではない。ごくあたりまえのこととして、子どもたちに教えてやりたい。

2「発達障害」と診断することの難しさについて

発達障害の「正しい」診断はありうるか

二〇〇〇年代半ば頃から話題になった「うつ病ブーム」は、ひとまずの収束をみせたようだが、続いて訪れた「発達障害ブーム」のほうは、まだまだ終わりそうにない。「ブーム」なる表現が良いか悪いかはともかく、町場のクリニックで仕事をする身としては、そのように実感するところである。

「発達障害ブーム」の生じている一因に、医療サイドによる診断の乱発があげられるだろうが、では、きちんとした診断、正確な診断がなされればブームは終わるのだろうか？　そうとも思

図 2-1　広汎性発達障害（DSM-IV）

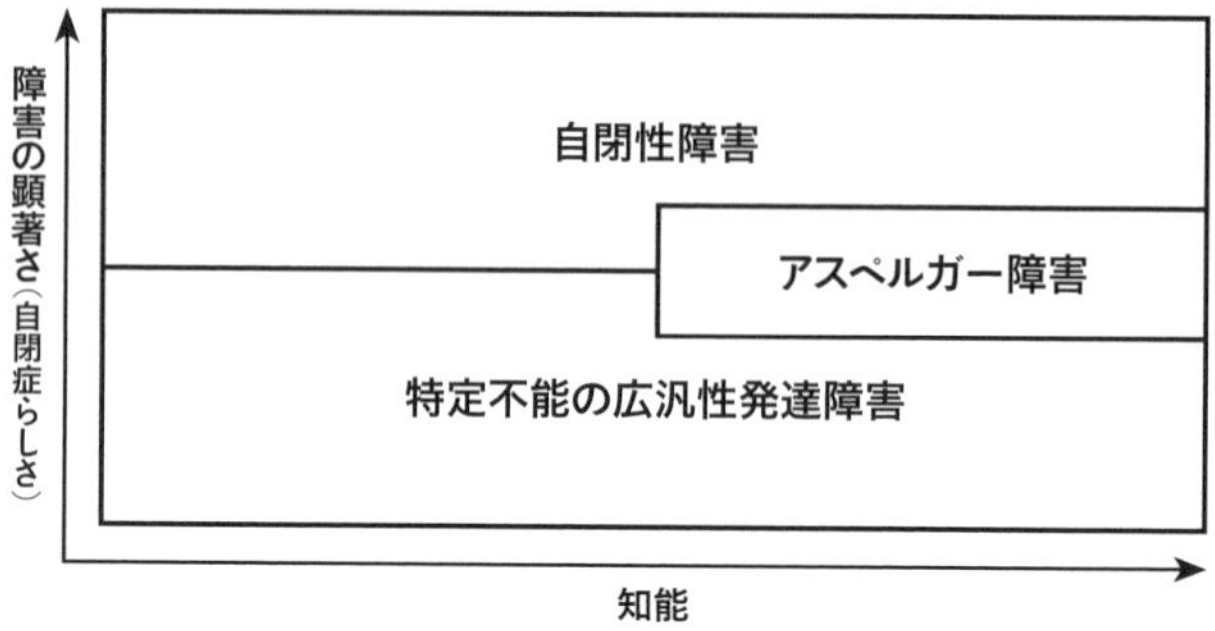

＊原図は十一元三氏による
＊レット障害と小児崩壊性障害を省き簡略化した

えない。「正確な」というのがおよそ無理な注文だからだ。

周知のように、アメリカ精神医学会の発行する『精神疾患の診断・統計マニュアル』の第5版（DSM－5）[1]では、自閉症にディメンション診断の考え方が導入された。それにともない、広汎性発達障害というグループの総称は消え、下位分類の垣根もすべて払われた（図2－1、図3－2）。新しい「自閉症スペクトラム障害」という名のもとでは、重症度は支援の必要度によって決められることになった。

この約二〇年ぶりの改訂により、自閉症の概念は実体に近いものになり、診断基準も実用的になったといわれている。しかし、カテゴリーを捨てディメンショナリーな考え方を採るとなれば、障害全体の境界も曖昧なものになる。スペクトラムでは濃淡の差しかつかないから、健常と障害（定型と非定型）

のどこに境界線を引くかは診断する側の判断によって違ってくる。

　さらに、自閉症スペクトラム障害は注意欠如・多動性障害や知的障害（DSM‐5の新しい用語では「知的能力障害」）、学習障害（同じく「限局性学習障害」）など、ほかの障害を合併することも多い。このそれぞれも、本来ディメンションでとらえるべきものであるから、障害の境界はやはり曖昧である。とくに子どもの場合は、発達の途上にあるわけだから、年齢や環境によって前面に立つ症状や特徴が変化することもめずらしくない。そのぶん、診断は余計にややこしくなる。

　このような事情で、発達障害の診断では白黒つかぬ「グレーゾーン」が生まれてしまい、実際に医者からそう言われる患者も多く現れることになった。言われる側にとっては、なんだかごまかされたような気がするだろうし、「黒」ではイヤだが「グレー」と言われるのも……と思うのではないか。

　では、診察室で起こるこうした事態は、どのように乗り越えたらよいだろう。患者には、まず、

図2-2　自閉症スペクトラム障害（DSM-5）

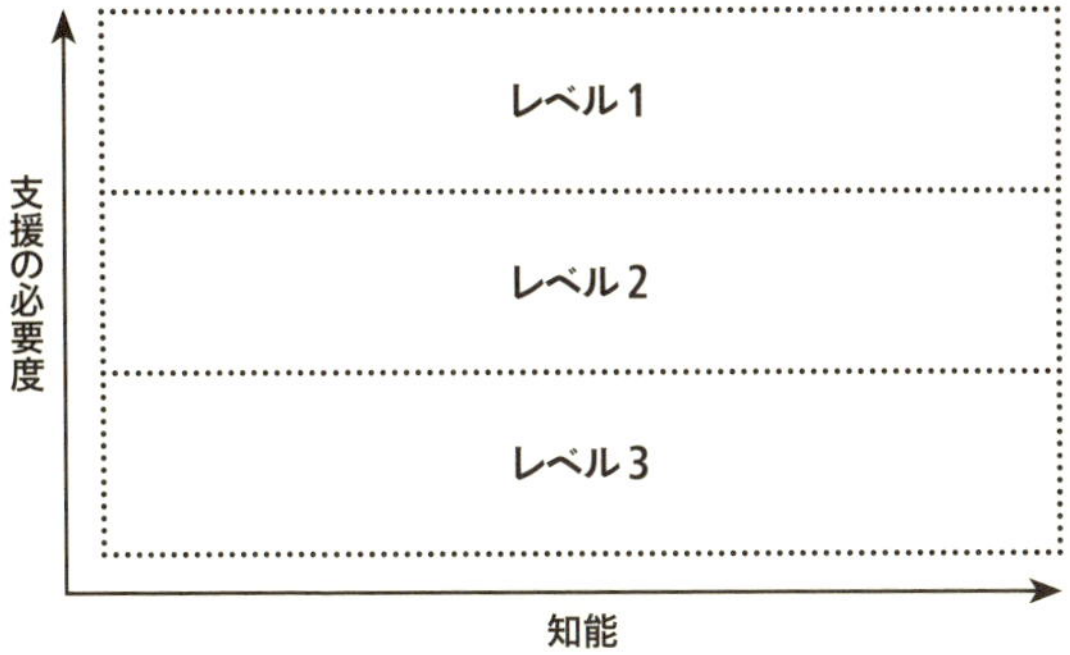

＊重症度（レベル）は数字が増えるほど重度
＊知能の障害は重症度とは別に特定される

図2-3　自閉症スペクトラムの山

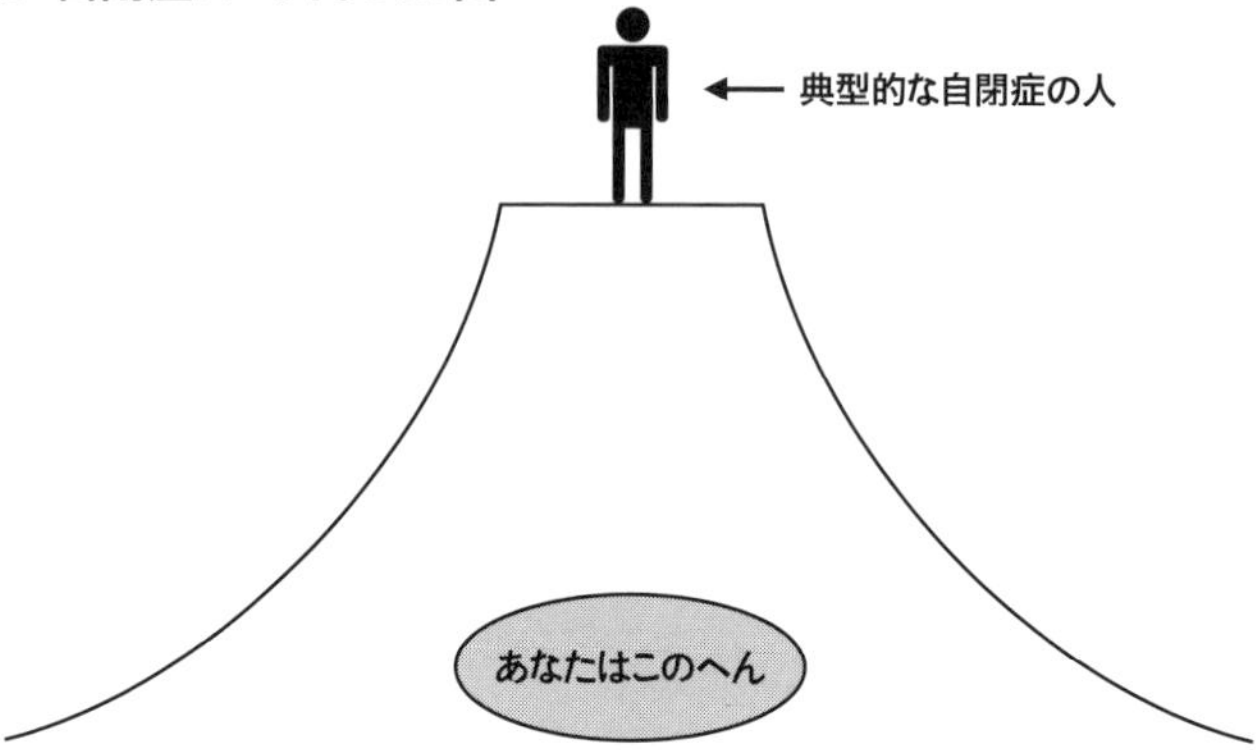

発達障害のなんたるかから丁寧に説明する必要がある。そのうえで、検査結果や医者の見立てを伝える。それから、おもむろに紙の上に富士山のような裾野の広い山の絵を描いて、「典型的な自閉症の人がいるのが山頂だとすると、あなたはこのへん……」と山頂から裾野までのどこかの地点をマークしてみせる。診断上「グレーゾーン」と思われる人の場合は、裾野のあたりを指すことになるだろう（図2－3）。なお、「典型的な自閉症」とはここではカナー型のそれを想定している。

私自身は、以前は紙に大きな丸を書いて、「ど真ん中か端っこかって言ったら、あなたはこのへん……」とやっていたが、これでは境界を引いて円の内と外を分けてしまうことに気づき、最近は富士山に替えた。自閉症スペクトラム障害でも、実際に頂上から裾野にいくほど人口は多いわけだし、平野と地続きというのも理屈に合っていると思うが、いかがであろう。

自閉症の診断はこのままでよいのか

自閉症という障害全体のとらえ方が、カテゴリー診断からディメンション診断になったのはよいが、目に見える特徴的な言動を診断の根拠として数え上げるやり方は、おおむね変わっていない。もっとも、これは自閉症に限ったことではなく、われわれの診断学がまだその方法に頼るしかないという話であって、ここではそれをどうこういうつもりはない。

さて、DSM-5によれば、自閉症スペクトラム障害の大きな特徴は以下の2点とされる。

A. 複数の状況で社会的コミュニケーションおよび対人的相互反応における持続的な欠陥があること

B. 行動、興味、または活動の限定された反復的な様式

これらは「現時点または病歴によって明らかになる」ものであり、Aでは3つ、Bでは4つの項目が「例」として示されている。ただし、いずれも「一例であり、網羅したものではない」とある。

ここに並ぶような所見をもとに、精神科医は一般集団から自閉症の人を切り出すわけだが、これに異を唱える当事者もいる。アスペルガー障害を抱える作家の綾屋紗月は、上記Aにある「社会的コミュニケーションおよび対人的相互反応における持続的な欠陥」が、自閉症の中核症状のように取り上げられることに違和感を覚えると書く[2]。そもそもコミュニケーション

には相手がいるのだから、その「欠陥」をどちらか一方に求めるのはおかしいという。

しかし、綾屋の主張はそこにとどまらない。いわゆる「当事者研究」を通じて、自身の身体と経験に基づいた自閉症論を展開する。彼女は「自閉」を次のように定義してみせた。「身体内外からの情報を絞り込み、意味や行動にまとめあげるのがゆっくりな状態。また、一度できた意味や行動のまとめあげパターンも容易にほどけやすい」。

われわれは、外界からの無数の刺激をふるいにかけ、そこから必要な情報を取り出し、その時々の身体感覚とすりあわせ意味としてまとめ、それに基づき判断してからみずからの行動を決める。だが、綾屋の身体は外も内も過剰な情報（刺激と感覚）で溢れかえった状態にあるため、この一連の過程にとても時間がかかり、しかも、一度の経験がなかなか身体に根づきにくいという。だとすれば、場にふさわしい行動がとれないのは、対人関係に限らなくなる。それでも、人間が人間を相手にするときほど複雑で多様な刺激（情報）に曝されることはないから、対人関係がいちばん難題になってくるだろうか。わからない話ではない。

綾屋の説明を読んでいると、すぐに「感覚過敏」なる言葉が頭に浮かぶが、本人はむしろ「感覚飽和」というほうがふさわしいという。これに近い「症状」は、DSM‐5では「感覚刺激に対する過敏さまたは鈍感さ」という表現で上記Bの4番めに挙げられている。このあたりに、観察者としての精神科医と当事者の感覚のズレが感じられなくもない。

同じようなことは、養育者とのあいだにも生じているかもしれない。自閉症と注意欠如・多動性障害の二人の息子を育てた作家のエレン・ノットボムは、子育てではここがたいへん！という視点から、自閉症の特徴をまとめてみせた[3]。著者が体験的に理解したところでは、問題となる自閉症の「基本領域」は次の四つだという。すなわち、①感覚受容の問題、②発話・発語の遅れと障害、③対人関係のスキル、④子どもの人格と自尊心の問題。

ふたたびDSM-5に照らせば、①は上述のとおり、④は自閉症の診断とはまた別の問題であることがわかる。だが、実際に親が子育てで苦労したり子の将来を心配したりするのは、まさにこれらすべてにわたる領域なのである。さらに、ここでもまた、感覚の特異性が筆頭に挙げられていることに注目したい。われわれが知る以上に、当事者や養育者は、この点に戸惑い苦労しているということではないか。

私は、精神科診断学が示すような医療モデルのほかに、当事者モデルや子育てモデルに基づく障害のとらえ方があってもよいし、それを否定するべきではないと考えている。障害をもつ人に接するとき、いたずらに医療モデルを振りかざすのは控えたい。診断基準に記された項目が、その障害の全貌を表すものではないこともこころしておきたい。

診断はどう伝えるか

診断は診断名をつけたら終わりではない。むしろ始まりである。それを患者や家族にすぐに告げるべきか、いつどのように告げるかと考えるところから、すでに治療は始まっている。こんな口はばったいことを言うのも、発達障害の臨床において、このあたりのことがあまりにぞんざいに扱われてきたように感じるからだ。

私のクリニックを訪れたある母親は、子どもの障害の告知は自分にとって「宣告」と呼ぶにふさわしいものだったと語った。裁判の判決のようなものだというのである。自閉症は本人と家族に一生ついてまわる障害だ。治療で治る病気ではない。それは知っていたものの、いや知っていたからこそ、そんな診断をいとも簡単に下した若い女医にメラメラと憎悪の感情が湧いた、と昔を振り返った。

似たような話はどこにでもある。作家の山口かこが自身の経験を赤裸々に綴ったコミックエッセイは、こんな物語だ[4]。母子家庭に育ち、自分の家庭をもつことを夢見ながら育った「私」。不妊治療に通っても効果がなく、それでもやっと妊娠し無事に女児を出産。だが、その子は三歳になる前に「広汎性発達障害」と診断される。そして、「私」は教育ママならぬ「療育ママ」になる。けれども、いくら頑張ったところで、わが子は「普通」にはならない。そんなことはわかっていたはずなのに……。現実から目を背けネットで見つけた男と不倫。あげくに離婚し家庭を失う。

離れて暮らす娘が中学生となった今は、著者も娘の成長を見守り、夫や実母にも感謝するようになったというが、だからといってハッピーエンドと喜ぶわけにもいくまい。どこから歯車が合わなくなったのか考える価値はあると思うが、ここでは診断というもののもつ影響力を確認しておくにとどめたい。

あらためて、診断は誰のためにあるのか考えると、それはもちろん患者と家族のためにある。これに異論を唱える者はいないだろう。診断は医者が独占するものではないし、医者の都合だけで告知を行っていいものでもない。受診した相手が何を求めているか、そのニーズにどう応えるかの判断には、それなりに時間をかける必要がある。

診断の結果を伝えるにあたっては、まず患者や家族が抱いている障害のイメージについて話し合ってみるといいだろう。自分から障害を疑い受診した青年であれ、子どもを連れて受診した親であれ、最近ではネットから情報を得るなどして知識を蓄えている者が多い。それでも、話を聞いてみると、こちらの伝えたい内容とはずいぶん異なるイメージを抱いていることも少なくない。その部分を丁寧にすり合わせておけば、相手に余計な不安を与えなくてすむ。実際には、たとえば、次のようなことを伝えてみてはどうか。

発達障害は、名前に「障害」という文字が入っているが、いわゆる「病名」とは違い、特有の道のりをたどってゆっくり発達する少数派の人たちを指していう専門用語である。したがって、医者が行う仕事は、病気の「治療」とは違うものになる。そうはいっても、この世の中は少数派には生きづらくできており、また発達障害の人はさまざまなストレスに敏感であるぶん、病気（二次障害）になるリスクをかかえている。だが、なったときはなったときで、こちらにはその治療を行う用意がある。また、発達障害の療育というのは、親がわが子の発達のクセを知り必要なしつけや教育を行っていけるよう、子どもとのつき合い方を学ぶ塾のようなもの。親子一緒に通って互いに仲良くなってもらうのも大切な目標のひとつ。子どもの訓練の場とみなすとつらくなるので、そうは考えないほうがいい……。

診断名の告知が「宣告」と受け取られないように、これくらいの手間はかけたほうがいいように思う。上に述べたように、発達障害の臨床は従来の精神科治療の枠内に収まらないものである。われわれの仕事が「治療」から「支援」にシフトするとき、診断に対する考え方もおのずと変わっていくだろう。

［1］American Psychiatric Association（高橋三郎、大野裕監訳）『DSM－5―精神疾患の分類と診断の手引』医学書院、二〇一四年
［2］綾屋紗月、熊谷晋一郎『発達障害当事者研究―ゆっくりていねいにつながりたい』医学書院、二〇〇八年
［3］エレン・ノットボム（和歌山友子訳）『自閉症の子があなたに知ってほしいこと』筑摩書房、二〇一一年
［4］山口かこ文、にしかわたく絵『母親やめてもいいですか―娘が発達障害と診断されて…』文春文庫、二〇一六年

3 発達障害の精神療法

精神療法と「常識」

笠原嘉先生の臨床論集の一冊に『「外来精神医学」雑感』と題した講演録が載っている[1]。先生が大学を退官後、精神科クリニックに勤務されて七、八年経った頃に、外来における精神科治療について語られたものだ。

このなかに出てくる「常識」という言葉が気になった。いわく、一般の精神科病院や大学病院などに比べると街角のクリニックは「世間」に近い。そこで仕事をするからには医者も「常識」を知らないといけないない……。これは、医者はただでさえ常識に疎いのに、大きな病院に長く勤めていると余計にそうなるという皮肉だろうか。それも多少はあるかもしれないが、その先を読むとそうでもなさそうである。

笠原先生は、精神病理学という「学問」に対比して「常識」をもっていらした。先生によれば、精神病理学は「常識を成り立たせている奥のことを考える学問」であり、物言わぬ統合失調症の人や抑制の強いうつ病の人の気持ちを「あーなるほど、こういうふうにひょっとしたら考えてるのかな」と忖度するのに必要だという。しかし、クリニックを訪れる患者は「自分から結構喋ってくれる」人が多い。「そういう意味で精神病理学も昔ほどにはいらない気がします」。

笠原先生のような大先生にこのように言われると、一介の町医者は複雑な気持ちになる。私自身は、生物学的精神医学が全国の精神科教室を席巻するちょっと前の世代で、母校では小田晋教授の精神病理学の薫陶を受けた身であるから、今でも精神療法の背骨にはそれがなくてはならぬものと思っている。だが一方、ろくな志も学問もないのにこれまでやってこれたのは、自分に備わった常識とソーシャルスキル（世渡り力）によるところが大であったかとも思う。かつて、患者から「あたしは統合失調症という常識をなくしてしまう病気になってしまったけど、おかげでセンセイみたいな常識の宝庫に出会えた」と言われたことを、私は誇りに感じてさえいるのだ。

もちろん、笠原先生はクリニックの診療に精神病理学は不要とおっしゃっているわけではない。たしかに、予約制をとるクリニックには、いますぐ入院を要するような状態の患者が訪れることは少ない。また、近年では精神病自体が軽症化の傾向にある。こうした状況を考えると、私たちの職場では、病人と接するための特殊な技術よりも一般の社会人に求められるコミュニケーション能力のほうが重宝されるかもしれない。そういう意味では、たしかに「常識」が大事になるというのもわかる。

ところで、私がここまで問題にしてきた「常識」は、中村雄二郎の言葉を借りれば[1]、精神医学のような「専門的な知識、学知（エピステーメー）」に対する表面的、世俗的な知のことである。しかし、この言葉にはそれ以外に経験に裏づけられた「物事の多くの側面を顧慮した知」という意味もある。中村は、こちらを「コモン・センス」と言い換え、「まわりの人たちが誰でもごくあたりまえのこととして知っている」「無意識的な自明性」と説明している。

こういう言葉に触れると、「常識の宝庫」は俄然調子づいてくる。ここ一〇年、二〇年の業界の二大ブームは、いわゆる現代型うつ病と発達障害だろうが、私はこれを自身の五感を貫く常識を駆使して乗り切ってきた。すなわち、前者に対しては、いまどきの若いもんはだいたいこんなもんという判断のもと、さして動じることはなかった（だから治せたかというと、それはまた別の話）。そして、後者に対しては、私自身に備わった常識を物差しにして相手が何に苦労しているかを推し量ってきたのである。

発達障害と「コモン・センス」

ここから先は、すでに収束した感のある現代型うつ病のほうはとりあえず横におき、いまなおブームの続く発達障害について話を進めたい。

発達障害は、大雑把な言い方をすれば、「脳の発達の仕方が一般集団のそれから大きくずれているために、その年齢にできてしかるべきことが上手にできない」状態をさす。何が「上手にできない」かは、自閉症スペクトラム、ＡＤＨＤ（注意欠如多動性障害）、学習障害、知的障害など、それぞれの障害の特徴によって違ってくる。

たとえば、自閉症スペクトラムなら、①人のこころの動きがよくわからないため、人間関係が上手につくれず、集団になじめない。②独自のこだわりをもち変化を嫌うため、新しい環境に適応したり急な出来事に対処したりすることが上手にできない、ということになろうか。

わざわざ「上手に」と入れているのには理由がある。上手にできないがまるっきりできないわけではない、上手にできないがその人なりにできるようになる、つまり、多くの人が言うように、発達「障害」とはいえ発達するのだという含みをもたせたいからである。

だが、できない側にしてみれば、できるできないで選別されて「障害」と診断されるのも、できる人間から「上手にできなくてもいいいんだよ」と言われるのも、きっと面白くないに違いない。このことについては、また後で述べる。

では、発達障害があると、なぜ上手にできないことが出てくるのか。それは、常識が身についていないから、と考えてみてはどうか。私たちが、乳児期から養育者に育てられ幼児期から子どもの集団に投げ込まれることによって自然に身につけるものがあるとしたら、それは言葉と常識といってもよいであろう。発達障害は、程度の差はあれ、これがなかなか身につかない。そして、その根っこには「コモン・センス」の問題があると思われる。

中村雄二郎は、著書『共通感覚論』のなかで、常識と「コモン・センス」の関係について次のように述べた[3]。コモン・センスは「社会のなかで人々が共通（コモン）に持つ、まっとうな判断力（センス）」のことであり、これが今日われわれのいう社会的常識にあたる。しかし、もともと、というのは古代ギリシャのアリストテレスまでさかのぼる話らしいが、コモン・センスは「諸感覚（センス）に相わたって共通（コモン）で、しかもそれらを統合する感覚、私たち人間のいわゆる五感（視覚、聴覚、嗅覚、味覚、触覚）に相わたりつつそれらを統合して働く総合的で全体的な感得力《センス》」を意味していたという。

前章でも触れたが、アスペルガー障害当事者の綾屋紗月によれば[4]、彼女の身体は過剰な情報（刺激と感覚）で溢れかえった状態にあるという。そのため、外界からの無数の刺激をふるいにかけ、そこから必要な情報を取り出し、その時々の身体感覚とすりあわせ「意味」としてまとめてから行動するという一連のプロセスにたいへん時間がかかる。おまけに、一度の経験がなかなか身体に根づきにくい。

これは、まさに「五感をに相わたりつつそれらを統合して働く総合的で全体的な感得力」がうまく働いていない状態といえよう。同時に、コモン・センスが身体レベルの問題であることも示唆してくれている。「感得力」がまともに働いてこそ、われわれはまっとうな「判断力」を持てるのであるから、社会的常識はコモン・センスが育つことによって「身につく」。だとすれば、コモン・センスが上手く育たないことが発達障害の障害たるゆえん、といえまいか。

発達障害の診療にあたるとき、相手が子どもであっても大人であっても、私たちはこのことをよく知っておく必要があると思う。彼らは単なる「常識ハズレ」ではなく、常識が身につきにくい人たちなのである。それゆえ、世間の常識にぶち当たったときの戸惑いも大きい。知らぬは一時の恥……ぐらいではすまされない。自分は何もできない、何も知らないと呆然としてしまう。たとえば、歯磨きの仕方がおかしいと指摘されたことをきっかけに、日常生活全体が崩壊することとさえある。

ただし、身につきにくいからといって、まったく身につかないわけではない。彼らなりのやり方で「常識」をモノにしていく。これには非常に時間がかかるし、身につけたものも万全とはいいがたい。だが、それが本人の役に立っているなら、他人がケチをつける筋合いでもなかろうと思う。

発達障害の「常識」を見直す

つぎに、発達障害の人たちを支援する側の常識を検証しておこう。というのも、診断の基本にある考え方、平均的な集団に比べ彼らの「できない」ところや「違う」ところを数え上げるやり方が、私たちと当事者がフェアな関係を築くのを邪魔しているように感じるからである。この「常識」は疑っておく必要がありそうだ。

一般的な病気の場合、発病したことによって病人は一般集団からはみ出す。病気のときは、みんなよりできないことも多いだろうし、様子もみんなと違う。ただし、病気が治ればみんなと同じである。

一方、発達障害があると、集団のなかではいつも（とは限らないが）みんなと違って見える。だが、本人にしてみたらいつもと同じ、自分はもともとこういう自分なのだ。上手にできないから、みんなと違うからという理由で、「障害」の枠に括られては納得がいかないだろう。では、どのように考えれば、このわだかまりを小さくできるだろうか。

繰り返すが、「発達障害」は中枢神経の発達の仕方に特徴をもった一群の人たちを指す言葉である。本田秀夫の言い方を借りると、精神病が「正常（normal）からの逸脱」なら発達障害は生涯を通じて特有の発達の道のりをたどる「通常（usual）と異なる少数派の種」である[5]。つまり、発達におけるマイノリティということだ。広沢正孝も広汎性発達障害を説明する文章のなかで「特殊な発達の道筋（発達的マイノリティ）をたどりながら発育してきた者」という表現を用いている[6]。

発達障害の人たちは発達においてマイノリティ（少数派）である。この一群は生物学的に発達の仕方に特徴がある。しかし、こうした人々の存在はあまり考慮されないまま、社会の仕組みはマジョリティ仕様につくられている。いわゆる常識、社会のルールなどにしてもそうだ。したがって、発達マイノリティは、いろいろな場面で不便をこうむるし、不自由を感じる。生きづらさを感じ、自信を失うこともしばしばである。

一方、マイノリティの人たちは社会から区別されるのを嫌う。これはなにも発達障害に限った話ではないので、その心理はわれわれ多数派にも容易に理解できる。また、人道的観点から、マジョリティはマイノリティに対して親切であらねばとも思う。彼らに対しては、思いやりや社会的サービスが必要になるだろう。

このように整理してみると、あらためてわかることがある。発達障害においては、病人の「治療」よりもマイノリティの「支援」を優先すべきなのである。もちろん、いわゆる二次障害をすでに発症しているようなら、その治療が先になるだろう。しかし、二次障害というものは、先にしかるべき支援がなされていれば減らせるはずのものである。逆に言うと、支援に力を注げば二次障害の予防にもなるということである。

発達障害の精神療法

こんにち、発達障害の人たちは、街のクリニックにもごく普通にやってくる。私のところも、発達障害は全患者数の約二割を占めるほどになった。「自分から結構喋ってくれる」人もいるにはいるが、やはり上手にしゃべれない人、上手に伝えられない人のほうが多い。そういう彼らの気持ちを「忖度する」には、従来の精神病理学とは別の知が必要になってくる。「常識」の問題もそのひとつというわけだ。

この種の障害に対する支援には、いまだ「訓練」のニオイが強く残っている。子どもの療育には、その要素があって当然だが、成人の場合はどうだろうか。就労支援の場所などで行われているプログラムは、マジョリティに近づくための訓練といってもいいのではないか。発達マイノリティの人たちは、本当にそれを求めているのだろうか。せめて精神療法の場では、マイノリティをマイノリティとして認める姿勢を忘れずにいたいと思う。

いくつかの心得を述べておこう。あたりまえすぎる話だが、発達マイノリティの人々が、障害のせいで何に不自由を感じ、どこでつまずきやすいかを知っておくことは重要である。彼らは、あちこちでそういう話をしても受け入れられずにきているから、ややこしい説明なしに話が通じるとそれだけで安心するものである。そのうえで、彼らを「困っている人」ととらえ直してアプローチする。

その際、本人も「自分はできない」「みんなと違う」といった点に薄々気づいているということも、知っておいたほうがよい。早くは幼稚園ぐらいの年齢で、それに気づいたという人も珍しくない。しかし、「では、どうしたらいいか」とか「なぜ違うのか」とかについては、よくわからないままに歳を重ねている。

さらに、同じところから生じる、悲しさ、悔しさといった感情を、彼らは持て余している。みんなのようにできないこと、できないまま放っておかれること、その悲しさや悔しさをわかってもらえないこと。こんな経験が重なれば傷ついていて当然だが、なにしろ気持ちを読み取りにくい相手なので、周囲も軽く見ていることが多い。このへんの心理を押さえておくと、発達障害の人たちがしばしばみせる困惑、抑うつ、怒りなどにも合点がいくようになる。

前述したように、発達障害の人たちは常識が身につきにくい。あるいは、自前の常識を使用している。そのため、世間の常識の壁にぶつかったときに、混乱したり疲弊したりする。そんな彼らを相手に、「いつかわかるだろう」「本人が気づかなければダメだ」という態度は不親切である。このことは、家族をはじめ周囲の人たちに、機会を見つけて伝えておきたい。

基本は放っておかないことである。わからないのだったら教えてあげる。上手にできないのだったら手伝ってあげる。ただし、「上から目線」と受け取られるようなメッセージの出し方はまずい。これは、私たち支援する側も留意すべき点である。支援者には「指導」ではなく「解説」する態度が望まれる。常識の解説者として当事者の隣に立ち、世間を眺められるようになるとよい。

こうしてみると、発達障害の精神療法は、障害の性質上、支持的精神療法の部類に入ることになるだろうか。いや、それよりも「相談」に近いものとしたほうが、「支援」という言葉と釣り合いがとれそうだ。発達障害の臨床を通して、私たちの仕事は、次第にそちらの方向へと向かうかもしれない。個人的には、それも悪くないと思っている。

[1] 笠原嘉『外来精神医学という方法』みすず書房、二〇一一年
[2] 中村雄二郎『術語集—気になることば』岩波新書、一九八四年
[3] 中村雄二郎『共通感覚論』岩波現代文庫、二〇〇〇年
[4] 綾屋紗月、熊谷晋一郎『発達障害当事者研究—ゆっくりていねいにつながりたい』医学書院、二〇〇八年
[5] 本田秀夫『子どもから大人への発達精神医学—自閉症スペクトラム・ADHD・知的障害の基礎と実践』金剛出版、二〇一三年
[6] 広沢正孝『成人の高機能広汎性発達障害とアスペルガー症候群—社会に生きる彼らの精神行動特性』医学書院、二〇一〇年

4　ＡＤＨＤと治療薬に関する疑問

ＡＤＨＤ今昔

ＡＤＨＤ（注意欠如多動性障害）については苦い思い出がある。だが、幸いなことに、臨床上の話ではない。

今世紀のはじめ、私は『週刊文春』に連載をもっていて、ご同業の春日武彦氏と交代で、「こころのクリニック」なるページにエッセイ風の文章を書いていた。その二〇〇一年五月二四日号の「ＡＤＨＤなんて決めつけないで」と題した文章が、ちょっとした反響を呼んだ。

当時は、各種メディアでＡＤＨＤの四文字を目にする機会も増えてはいたが、世間の関心はいまほどではなかった。ＡＤＨＤやＬＤ（学習障害）の子をもつ親たちはさすがによく勉強していたものの、一般の親や教師たちはさほど知識をもっていなかった。また、メディアがＡＤＨＤを学級崩壊に結びつけて報じたこともあって、それがまた誤解を生む一因となった。

そんな時期に、ＡＤＨＤやＬＤという「病名」はアメリカからの輸入品だの、名前だけでなくこの「病気」自体が輸入品、いや発明品かもしれないだのと書いたものだから、それはもう大変である。読者から非難や抗議の電話、ＦＡＸ、メールが編集部に殺到した。

予想はしていたが、差出人の大部分はＡＤＨＤやＬＤの子をもつ親であった。かれらの意見は大きくふたつに分かれていた。ひとつは、筆者の意図がまったく伝わらなかったために、この医者はＡＤＨＤについて無知、不勉強、無理解！と非難するもの。もうひとつは、筆者の言い分を汲みとったうえでなお、ＡＤＨＤという障害が余計に誤解されるのを危惧するものだった。

「輸入品」だの「発明品」だのという表現は、安易なラベリングに走る業界の動きを揶揄したつもりだったが、たしかに誤解を招くおそれはあった。関係者のお叱りを受けてもしかたがない。相方の春日先生の格調高い文体に対し、昭和軽薄体の残り香漂う私のそれは、ときにこうして自分の足をすくった。だが、もちろん、私の本意はほかにあった。

ＡＤＨＤは、いまのところ脳の機能障害によるといわれているが、問題の所在を子どもの脳だけに還元していいのだろうか。この時代、落ち着きない行動を見せる子どもをＡＤＨＤなる障害に囲い込もうとする力が、どこかで働いているのではないか。その子どもを事例として浮かび上がらせる集団のありかた、学校や社会のシステムについても問題があるのではないか……。

当時考えていたのは、つまりはそういうことだった。その後、編集部の要望もあり、私は同じテーマでさらに三回分の原稿を書くはめになった。おかげで、編集部に担当泣かせの電話がかかることはなくなったが、私はスッキリしなかった。そして、いまでも似たようなことを考えている。

たしかに、世の中に落ち着きのない子どもというのは存在して、なかには度を越した者もいて、かれらが親や教師の手を焼かせているのはよくわかる。しかし、そういう子どもはいつの時代にもいるのである。やんちゃ、ぼんくら、おっちょこちょい……。かつてはそう呼ばれていた子どもたちが、ＡＤＨＤの四文字で一網打尽！にされてしまう風潮はいかがなものか。

教師の制止を振り切って学校を飛び出し、停留所のない場所で停めたバスに乗って家に帰ったやつ。授業中にまっすぐ姿勢を保てずグニャグニャしているので、担任からいつも「コンニャク！」と叱られていたやつ。子分たちを引き連れ市場に出向き、親からくすねた金でコロッケを大盤振る舞いして、あとでこっぴどく叱られたやつ……。

私が小学生だった頃、クラスには毎年そんな同級生が一人や二人はいた。半世紀も前のこととはいえ、あのときの悪童どもと、いま私のクリニックに連れてこられる子どもたちとの間に、生物学的な差異があるとは思えない。今日の診断基準が、その差を明確にしてくれるとも思えない。

ADHDという診断カテゴリーをいまさらどうこういうつもりはないし、専門家による研究や調査の成果をくさすつもりもない。だが、ここ一〇年、二〇年における蔓延ぶりは、やはりどこかおかしくないか。おとなしくものわかりのよい子、デキのよい子を求めるのは、しょせんは大人の都合だが、世の中がますますそういう方向に流れてはいないか。治療を目的に処方される薬にしたって、子どもを手っ取り早くおとなしくさせるための道具にすぎないのではないか。

今も昔も、私の頭の片隅にはそんな思いが拭いがたくあり、ことあるたびに仕事の邪魔をしてくる。それがムクムクと膨れ上がるたびに、子どもを診る目は曇り、処方箋を書くペンは重くなるのである。

ADHDと薬

現在、わが国には、ADHDの治療薬として認可された薬が三種類ある。メチルフェニデート徐放剤（商品名：コンサータ）、アトモキセチン（同：ストラテラ）、それからグアンファシン（同：インチュニブ）。発売された時期を順にあげると、二〇〇七年一二月、二〇〇九年六月、二〇一七年五月。いずれも、まず小児に対して適応が承認され、数年後に成人に対しても使用できることになった。

こうしてみると、どの薬も市場に出たのは比較的最近であることがわかる。しかし、発売間もなく売り上げを伸ばし、いまでは日常的にあたりまえに使われている。このへんの現象は、ひと頃の新世代抗うつ薬の市場競争と「うつ病ブーム」との関係を連想させ、ADHDの流行も製薬会社の熱心なセールスの成果かと疑いたくもなるが、そういう話はとりあえず措いておく。

メチルフェニデートは、ADHDの名称が誕生する以前、「多動症候群」なる病名がまだ優勢だった時代から、その種の症状に対する治療に使われていた。とくに、米国では一九七〇年代からさかんに使用され、その有効率は七〇%とも八〇%ともいわれた。

私が大学を離れ小児の専門病院で精神科の仕事をするようになったのは、一九八〇年代後半のことだが、その頃には日本でも多動の著しい子どもに対してメチルフェニデート（商品名：リタリン）が処方されていたはずである。しかし、私はこの薬を使った経験がなかった。病院には約一〇年いたが、その間もたぶん一度も処方したことはないと思う。

これはべつに信念に基づく行為ではなく、私のいた職場の特殊性によるところが大きい。当時、精神科の外来は不登校を主訴に受診する子どもで溢れかえっており、数少ない病棟のベッド（たった四床！）は神経性やせ症の女子に占領されていた。自閉症や多動症候群の子どもの多くは、精神科ではなく神経内科がめんどうをみていた。

経験数が少なかったといえばそれまでだが、数は少ないながらも私たちの外来にも多動の子どもが来ないわけではなかった。しかし、私のボスは精神分析学派の人だったから、子どもの問題行動についてはまず親子関係を重視した。また、ＡＤＨＤなる疾病概念も米国の悪しき操作主義の産物ぐらいに考えていた。だから、多動のある子どもの薬物治療には消極的、というより否定的であった。そんなボスの下で働くあいだは、私も文献上の数字は眉ツバもので眺めていられた。

だが、先にみたとおり、ＡＤＨＤ隆盛の時代を迎えてからはそうノンキに構えてもいられなくなった。くだんの連載に寄せられた抗議の便りにも、「わが家の朝の合い言葉は『薬を飲ませたか？』です」と書かれた一通があった。ＡＤＨＤの小学生が平日、休日を問わず朝っぱらから大騒ぎをするので、リタリンが手放せないという話であった。こんなリアルな言葉を聞かされると、眉につけるツバも飲み込まざるをえなかった。

同じ頃だったか、児童自立支援施設に勤める後輩に、リタリンてそんなに効くの？と率直に聞いてみたことがある。この施設は、児童福祉法第四四条に規定する不良行為を行った児童、またはそのおそれのある児童の生活の場であるから、ＡＤＨＤや素行障害と診断された子どもが大勢いるのである。私の質問を受けた彼は、ニヤリと笑って「説教が入るようになるんですよ」と言った。この言葉も私にとってリアリティがあった。

のちに勉強したことだが、ADHDではどうやら脳の報酬系と実行機能がうまくいっていないという話である。「報酬系」は、目的達成のために我慢したり頑張ったりする力を調整している脳内のネットワーク。「実行機能」とは、目的に向けてダンドリよく作業を進めたりうまくいかないところを調整したりする機能のことだそうである。「説教が入る」というのは、単に大人の話を静かに聞けるだけでなく、その後の素行もよくなるということだろうから、まさに報酬系と実行機能にかかわる問題といえよう。

そして、メチルフェニデートは、シナプス間隙におけるドパミンの量を増加させる作用によって、報酬系の働きを強くし実行機能も改善するという。また、アトモキセチンは、シナプス間隙のノルアドレナリンとドパミンの量を増加させ、同様の効果を生む。さらに、グアンファシンは、後シナプスのアドレナリン受容体を刺激して神経伝達を増強させ、以下同文。だから、これらの薬がうまいこと効けば「説教が入る」。この理屈は、後輩の言葉のリアリティを裏づけるものであった。

こうした経験を重ねるうち、リタリンを使ったことのなかった私も、ADHDの薬物療法に対する心理的抵抗を減じることに成功した。コンサータやストラテラが発売される頃には、処方箋を切るこころの準備はできていた。しかし、だからといって、その抵抗感が完全に払拭されたわけではない。

薬を使わない自由

周知のとおり、薬物療法はＡＤＨＤの治療の第一選択ではない。どの薬も特効薬というわけではない。なのに、みな期待しすぎてはいないか。診察室に相談に訪れる親たちの話を聞いていると、そう感じることも少なくない。ただし、過剰に期待しているのは、どちらかといえば、親よりも学校や治療者のほうである。ついでにいえば、製薬会社もそうだ。いや、これはちょっと違う種類の期待かもしれないが。

小学校の担任やスクールカウンセラーに勧められて（というより頼まれて）、受診した母親が言う。「私は全然困ってないんですけど、先生たちは困ると思いますよ。こういう子ですからね」。

小学二年生の男子は、診察室の棚をひととおり物色してから、ブリキのロボットを持ってきて、壊れたゼンマイをギリギリ巻いている。こうやって一人で遊ばせておけば手がかからないが、学校では興味のない授業は聞こうとしないし、隣の席の子にちょっかいを出すし、制止すれば大騒ぎするしで、毎日大変らしい。

母親は、子どもの様子を嘆くでもなく学校側を責めるでもなく、むしろ若い女性の担任に同情しているふうだった。関係者が受診を勧める理由も飲み込んでいるようにみえた。迷惑がる保護者もいるが、仲の良いママ友もいて、親どうしのつきあいはなんとかなっているという。

薬の話は出なかったし、こちらも出さなかった。学校から説明を求められるようなら、直接クリニックに電話を入れてもらうよう言っておいたが、連絡はなかった。

ある年の瀬に受診した小学六年生男子の母親は、はじめから薬を望んでいた。高学年になって多動は治まっているものの、教師には反抗的で問題児あつかいを受けている。五年生のとき同級生に怪我をさせたので、保護者の間でも、また◯◯さんちの子が……と評判が悪い。しかし、少年野球チームでは、男気が買われてかキャプテンを務め、チームメイトの信頼も厚いという。

母親はすでにカウンセリングルームに相談に通っていた。そこの心理士に受診を勧められたという。薬のこともそのときに聞いたらしい。隣に座る坊主頭の小学生は、つまらなそうな顔で黙りこんでいる。話を聞けば聞くほど、担任との相性の悪さと学校側の指導の問題と思われたので、薬を飲ませる必要はない、小学校もあと少しなのだから中学生になるまで様子をみるように、と話した。

後日、母親が心理士に薬がもらえなかったと伝えたら、「なかなかホネのあるセンセイですね」と言われたそうである。ホメられたのかナメられたのかわからないが、どっちにしたって嬉しくはない。

製薬会社は、子ども用、親用、教員用と各種のパンフレットを作っている。ADHDと薬の解説書で漫画版もある。そこで展開されるストーリーは、だいたい次のようなものだ。

生来落ち着きがなく、授業中もウロチョロしてまともに教師の話を聞かなかった小学生が、病院でＡＤＨＤと診断されて薬を処方された。医者の言うとおりに飲んでみたら、席に座って授業を受けられるようになり、算数の成績もあがって、お母さんに褒められた。子ども自身も喜んだ……。

実際に、こういう例がないわけでもない。薬本来の効果に加え、子どもが服薬したことで周囲のあつかいが変わってくれれば、全体の流れも変わる。子どものほうにしても、それまで叱られてばかりいたのが、褒められるようになれば嬉しい。あらかじめ、そういう見通しが立つなら、医者も薬を使う甲斐があるというものだ。

しかし、うまい話はそうそうない。多くの場合、薬が効くかどうかは使ってみないとわからないし、こちらの予想どおりにことが運ぶとも限らない。効果の判定がしっかりなされないまま、あるいは効果は認めたもののやめどきが見極められないまま、漫然と処方が続けられているケースにも、よく出会う。

飲んで楽になった、飲んでるほうがいいみたい、と本人が言ってくれるのがいちばんいいと思うが、これもまた難しい。まわりの大人が言うからなんとなく……という子もいるだろうし、めんどくさいからとりあえずそう返事をしている子もいるだろう。本当の手応えを確かめたかったら、子どもとのあいだに相応のコミュニケーションがなければならない。「キミは病気だから薬を飲みなさい」では、あまりに芸がない。

ケースによっては薬は効く。しかし、たとえ薬の効果を認めたとしても、薬を飲んでいない状態が、その子ども本来の自然な姿であることを忘れてはいけない。薬を飲んだら落ち着いて静かにはなったけど、つまらない子になった。それでは子どもが気の毒だ。薬を飲んで落ち着いたら、こんな優しいところもあったのかと驚いた。だったら、その子はもとから優しい子だったのだろう。もっと早く気づいてやれなかった大人がいけない。

一方、こんなご時勢だからこそ、薬を使わない自由は保障されるべきだと思う。「発達障害ブーム」と製薬会社のキャンペーンに乗せられて、親に余計なプレッシャーをかけたくはないし、かけてほしくもない。「この子はADHDだから」ではなく、ただの「こういう子」ですんでいれば、そして、そのことが周囲の（すべてとはいわないまでも）幾人かの大人たちに肯定的にとらえられているならば、悪ガキどもにだって医者や薬は要らないはずなのだ。

子どもを理解する

5 子どもが悩みを言葉にするまで

悩みが言葉にならない子ども

「学校どころじゃないよ！　ボクの大好きなママが死んじゃったんだぞ！」
すべての男はマザコンである。不登校の小学生であれ、還暦を前にした精神科医であれ、それは一緒だ。だから、私のこころには、まだ会ったこともない子どもの声が、そのときたしかに響いたのである。

診察室の椅子に座っていたのは、七〇歳を過ぎた老紳士Ａ氏。小学三年生の孫が学校に通えずにいるという。娘の二番目の子で、その娘は二年前の夏に交通事故で他界した。

A氏は孫たちがまだ小さい頃、敷地の一角に家を建てた。娘の家族を住まわせるためである。A氏には息子もあったが、海外で仕事をしており、いまだ独り身であった。老夫婦は娘のほうを頼りにしていた。

娘の死は突然であった。葬儀は子どもたちの夏休み中に行われた。中学生の孫娘は、弔問に訪れた学友たちの顔を見た途端、声をあげて泣き出した。そのまわりに、すぐにセーラー服の輪ができた。少し離れたところに、小学一年生の弟が、祖母に手を握られボンヤリ立っていた。

夏休みが明けて、孫たちが学校に行きだしたので、A氏はとりあえずホッとした。妻は不眠を訴え、いきつけの内科で睡眠薬をもらうようになった。しかし、それも半年ほどしたら不要になった。家族は日常を取り戻しつつあった。

ところが、娘の一周忌が過ぎたあたりから、小学生の孫の様子がおかしくなった。夏休みだというのに、外にも遊びに行かず家の中でゴロゴロ。些細なことで怒り出したり、ぐずぐず泣いたりした。二学期が始まると間もなく、登校をしぶるようになった。

朝なかなか起きてこないし、頭が痛い、腹が痛いとぐずって支度をしない。かかりつけの小児科医にみせたところ、特別な病気ではないが無理をさせるのはよくないと言われた。そこで、医者の言うとおりにしてみたら、孫はまったく学校に行かなくなった。

娘婿は会社員で、子どもたちのめんどうは舅姑にまかせがちだった。もっとも、娘夫婦は共働きだったから、娘の生前も同様であった。それでも、親への気がねもあったのか、父は学校に行こうとしない息子をきつく叱ることもあった。

「ママに恥ずかしくないのか！」父親はときにはこんな言い方もした。かと思えば、泣いたりむくれたりするだけの息子を見て、「泣きたいのはこっちだよ……」とボヤくこともあった。そんな話が、孫娘から妻を通して、A氏の耳に入ってきた。

学校のほうはどんな状況だったのか。運悪くというべきか、前の年に赴任してきた校長は「不登校ゼロ」を職員室の目標に掲げていた。さらに、この春から担任になったのは、熱血タイプの若い男性教員だった。新学期になっても生徒に登校する気配がないとみるや、頻繁に電話をよこすようになった。家にも何度か訪ねてきたが、本人は泣いて会うのを拒んだ。

毎朝、欠席の知らせを担任に入れるのは、A氏の役目だった。妻にまかせておくと、また睡眠薬が必要になるかもしれない。そう心配したからだ。しかし、毎日となるとさすがに閉口した。それでも、担任に「ボクにも報告の義務がありますから」と言われれば逆らえなかった。

それにしても、孫はいつになったら登校するのか。このままにしていたら、ひきこもりになってしまうのではないか。A氏はスクールカウンセラーのところに相談に出かけた。何度か通ううち、いちど心療内科も受診されては……と勧められた。そういうところに連れていくのはためらわれたが、子どもの不登校に詳しい医者がいると聞いて、教えられた番号に電話を入れてみた。最初は家族だけでもよいと言われたので、とりあえず一人で出かけることにした。

かくして、A氏は私の診察室の椅子に座ることになった。私は、彼の話をひとわたり聴き、老夫婦の苦労をねぎらってから、お孫さんはいま、おそらくこう言いたいのでは……と、子どもの気持ちを代弁してみた。それが、冒頭に書いた台詞である。

A氏は、虚を衝かれたような表情を見せたが、すぐに疑問を並べたてた。娘が亡くなってもうじき二年になるのだし、その前の一年はちゃんと学校に通えていたのに……。

私には、幸いなことに、「対象喪失」や「喪の作業」など、心理学の基礎知識があった。独自の「マザコン理論」だけを頼りにしていたわけではない。それらに照らせば、大切な母親を失ったあと、この子どもの「喪の作業」が滞っている、見ようによっては邪魔されていることは明白であった。

お孫さんは、おっとりした性格のお子さんでしょう。大事にされて育ったのもよくわかります。お母さんを亡くしたダメージが一年遅れて出てきたのかもしれません。母親の死を現実として受け入れるまでに時間が必要だったのでしょう。それまでは、ボンヤリ学校に通っていただけで、ただ時間が過ぎていた。自分の身に何が起きたか、やっとわかるようになったと思ったら、今度はまわりがよってたかって学校に行かせようとする。いまはそれどころじゃないんだよ！と、彼は腹を立てているのではないですか。

私は、だいたい右のような解釈を述べた。A氏は半信半疑の面持ちで聞いていたが、具体的な話に移ると、次第にホッとした表情を見せるようになった。

お母さんとちゃんとお別れがすんだら、元気も出て学校に行けるようになるでしょう。だから、いまは無理に学校に行かなくていい、元気が出るまで休んだらいいと伝えて、安心させてあげてください。学校には、病院の医者からしばらく静養するように言われたと言えばいいです。なんだったら、こちらから電話します。

それから、次回の来院日には本人を誘ってみること、嫌がるならまたA氏一人でよいこと、近く父親にも来院するよう伝えてもらうこと、家族でときどき亡くなった母親の話をすることなどを言い足して、私はその日の仕事を終えた。

悩みを言葉にせずひねくれる子ども

「ボクが笑ってないと困るんでしょ」

プレイセラピーの最中、小学二年生の男子が漏らしたこの一言に、若い女性心理士Bは動揺した。どうしてそう思うの？という問いには答えず、子どもはこうも言った。「楽しんでほしいんでしょ」

教育相談所でこの児童を担当するようになって半年が過ぎる頃、ようやく関係ができてきたと感じていただけにショックだった。楽しく遊んでるように見えたけど、そうじゃなかったんだ、この子。あたしにつきあってただけなの？

児童は注意欠陥多動性障害（ＡＤＨＤ）という診断で、児童精神科に通院していた。薬も処方されている。病院を最初に受診したのは一年生の二学期のはじめ、相談所に通所し始めたのも同じ頃だった。

母親によると、保育園ではとくに心配はなかったという。発達上の問題を指摘されたこともなく、療育の経験もない。ところが、小学校に入学してからが大変だった。授業中の立ち歩き、教室からの飛び出し、クラスメイトどうしの衝突。担任の注意には耳を貸さず、体を押さえて制止しようものなら大騒ぎになった。

担任から初めて報告を受けたとき、母親は驚いた。家は母子家庭で子どもはこの子しかいない。親から見たら手を焼かせるような子ではない。ゲームや漫画のほかにも、面白いものを見つけると一人で遊んでいる。朝の支度には時間がかかったが、学校に慣れればなんとかなるだろうと思っていた。

心配になった母親は、仕事の休みをとって授業参観に出かけた。教室での息子の姿は、たしかに家とは違っていた。チラチラと後ろを振り返るのは親を意識してのことだろうが、終始もぞもぞと体を動かしたり机に突っ伏したりして落ち着かない。授業はまったく聞いてない様子だ。あげくは、椅子からずり落ちて床に寝そべる始末。

担任との面談では、ベテラン風の女性教師にこう言われた。「いつもあんな調子なんです。

教室を出ていかないだけまだよかった」。母親には返す言葉がなかった。なんだか自分が叱られている気がした。家に帰ってから、息子を問いただしてみたが、うるさがられるだけだった。

二学期になっても、学校での様子は変わらなかったので、夏休み中に予約していた児童精神科のクリニックに子どもを連れていった。何回かの診察と検査の結果、医者からADHDと言われ、治療薬が処方された。前後して教育相談所にも通い始めた。母子別々に担当の心理士が一名ずつついた。

検査の結果では、知能は全般に悪くはないが、目で見たものより耳から聞いた情報が入りにくい特徴があった。また、算数の点も低いということだった。勉強がわからないから学校が楽しくないのかもしれない。母親はそう考えて、子どもを補習塾に行かせることにした。経済的にはちょっと厳しくなるが、子どものためなら泣きごとは言っていられない。

学校側の勧めで、二年生からは特別支援学級にも週に半日通うことになった。新学期にはクラス替えがあったが担任は替わらなかった。母親はガッカリした。この女性教師が苦手だったからである。そんな母の苦労をよそに、息子のほうはますます問題児化していくのだった。

「センセイ、この子、本当にADHDなんですかね、どう思います?」。心理士Bは私に訊いた。彼女は、私がかつて教鞭をとっていた大学院を卒業していた。その縁で、現場に出てからも、たまにこうして話しに来る。

待て待て、それより気になるのはさっきの言葉だ。私はB君を制して言った。「ボクが笑ってないと困るんでしょ」という言い方は、「つまらない」だの「飽きた」だのと言って大人を困らせるより、ずっと手が込んでいる。「困るんでしょ」と言って大人を困らせる意図はどこにあるのか。

うーん……とB君は考え込んだ。私は返事を待たずに続けた。そもそも、子どもがその言葉をぶつけたい相手は母親だろう。ふつうの男子の気持ちは、ボクが遊ぶ、ボクが笑う、ママも笑う、ママが嬉しそう、だからボクも楽しい、だ。ところが、こいつは、たぶんこう思っているね。ボクは楽しくもないのに遊ばなきゃいけない、笑いたくないのに笑わなきゃいけない、そうしないとママが困るから。つまり、この子は「ボクがつまらないと言えばママが困る」ことを知ったうえで、この言葉を口にしたと考えるべきだろう。逆に言えば、この子は「ママを困らせたくない、ママを喜ばせたい」と思っているということだ。なぜならば……。

「すべての男はマザコンだから!」と、ここでBが口を挟んだ。よくできました。私は話を続けた。そうでなくても、こいつには、小学生になってからママを困らせる悪い子になってしまったことに、忸怩たる思いがあるはずだ。じゃあ、良い子にしていればいいのだが、そこはADHD的特性が邪魔して、したくてもできないのだろう。

「でも、この子は就学前まで発達に問題はなかったっていうし、ADHDなら生まれつきでなきゃおかしいですよね。薬だってあんまり効いてないみたいだし……」。B君が話を蒸し返すので、私もちょっとばかりつきあうことにした。

子どもの行動は環境に左右されるところが大きい。この子にとって、保育園はものごころつく前から通っていた馴染みの場所である。それに対し、小学校は初めて出会う子どもが大勢いるわ、さまざまな刺激に溢れているわ、授業中は一定の時間じっとしていないといけないわで、たいそう居心地が悪かったに違いない。こんなふうに、入学後にＡＤＨＤらしさが花開く子どももいるにはいる。薬は誰にでも効くわけではないから、効果のほどがＡＤＨＤを否定する根拠にはならない。しかし、診断には注意が必要だ。騒ぎが学校内だけに限定されるなら、それは見かけのＡＤＨＤ、偽ＡＤＨＤといってよい。

そんなことよりも……と、私は話を戻した。ＡＤＨＤだろうがなかろうが、大事なのは子どもの言葉にちゃんと耳を傾けることだ。この子の発言を聞いて、多くの大人は「ひねくれた子どもだなあ」と感じるだろう。だが、子どもがひねくれるには、それなりの理由がある。盗人にも三分の理、ましてや子どもをやである。ひねくれた子は間違いなく欲求不満と考えていい。さみしい思いをしているのだ。では、いったいなにがさみしいのか。

「母子家庭だから、ですか?」とＢ君。おいおい、それではシロウトと変わらないぞ。この子がさみしいと感じているのは、クラスのみんなと同じにできないこと、その悔しさを誰にもわかってもらえないことだ。とくに、いちばんわかってもらいたい相手、すなわち母親がわかってくれないこと。それがいちばんこたえているのだろう。

たしかに、母親が一所懸命なのはわかる。しかし、ＡＤＨＤ＝発達障害と言われてしまった息子をなんとかしなくては！という思いばかりが勝って、肝心のわが子の言葉をちゃんと聞けていないのではないか。また、親担当の心理士も、母親自身の悩みに応えるのに熱心で、子どもが日ごろどんな言葉を口にしているか具体的に問うのを忘れているのではないか……。

私は自分の推論をほぼ断定的に語ってから、Ｂ君が子どもから言われたような言葉を母親も聞いたことがあるかどうか、親担当の同僚に確認しておくように命じた。「わかりました！裏を取っておきます」。Ｂ君は、まるで新人の刑事か新聞記者のように、元気な声で答えた。

大人の立場で子どもの悩みを聞く

右の二つの事例は、私の臨床上の経験に基づいた創作である。Ａ氏やＢ君をはじめ、登場する人物は、すべて架空のものであることをお断りしておく。どちらの「私」もずいぶんといい役だが、私が自分で書いたのだから当たり前である。ご容赦願いたい。

さて、ここで児童期の精神発達について、ざっとおさらいしておこう。子どもが、言語を思考や記憶の道具にして、客観的にものを考えるようになるのは七歳頃からといわれる。一一、二歳頃には、抽象的な思考が可能になり、自分の行動を反省し修正しようとする努力がみられたり、大人に向かって理屈を言い反抗する態度がみられたりする。

また、児童期には家庭から学校へと子どもの生活空間は広がり、人間関係も家族から友人や他の大人たちのつくる集団へと拡大していく。そのなかで子どもは、自分を抑えたり他者を理解したりすることを学ぶ。児童期の後半には、同性の友人によって結束力の強い集団がつくられるいっぽう、異性を強く意識し性役割を自覚するようになる。

このように児童期はヒトの社会化が進む時期であり、その過程で子どもは自意識をはっきり持つようになる。このとき大切なのは、自分を正当に評価し信頼する力を身につけることである。それができないと劣等感を強くし、ものごとに意欲をもって取り組めなくなる。

このような発達過程に照らすと、子どもが自分の気持ちを言葉を使って整理し悩みを悩みとして認識できるようになるのは、だいたい小学校高学年ぐらいと考えてよさそうだ。もちろん、個人差はあるし、胸の内を他人に打ち明けるとなれば、その子どもの性格や相手との関係なども影響するだろう。

そこで、私はあえて低学年を選び、先のふたつの事例を書いて（作って）みた。この年齢の子どもにだって悩みはある。しかし、かれらにはその正体がわからないだろうし、言葉にするのも容易ではなかろう。そこを子どもに代わって言葉にしてみようと考えた。一例とも男子にしたのは、自分が長いこと男をやってきたので、男子の気持ちなら手に取るようにわかるからである。女の子となるともっと複雑である。

あとひとつ、家族関係や経過を詳しく書き込んだ理由を記しておく。それは、子どもの気持ちを読み取るにはこれくらいの情報は必要だということと、子どもの気持ちと大人たちの心配がすれ違うさまを示したかったからである。

この手の本では、「子どもの気持ちで」「子どもの立場で」といった言葉をよく目にする。私自身もそんな表現を使った覚えもあるが、どうも欺瞞的でよろしくなかった。反省している。子どもの立場に立てる大人は少ない。たいがいの大人は、大人の事情を抱え、大人の都合で動いているのだ。それをわきまえたうえで、子どもの気持ちを見誤らないように気をつけながら、それを汲んで話を聴くというのが大人の態度であろう。そして、聴いた以上はなんとかしてやらねばならない。相手は子どもなのだから。

だが、目的はその悩みを取り除いてやることではない。もちろん、劣悪な環境に置かれているがゆえの悩みなら、大人たちの力で解決してやる必要がある。ただ、その悩みが誰もが通る道の上にあるものなら、黙って見ていてやればよい。上手に悩めない子どもなら、ものの考え方を教えてやる。強情な子どもでも言い分はちゃんと聞いてやり、考え方に間違いがあれば正す。不安の強い子どもは、大人になれば大丈夫になると安心させてやる。そんな配慮も必要だろう。

大人の立場からすれば、子どもの悩む力を育てることは重要な教育課題といえる。それは、言葉を育てることであり、待つ力をつけさせることでもある。その過程で、子どもは自分を知り世の中を知る。子どもどうしが悩みを語り合えるような関係づくりも、これまで以上に取り組まなくてはいけない課題だろう。大人たちのこうした働きかけが、やがて来る思春期に向けて、子どもたちとの信頼関係を築く土台になればと思う。

6　不登校の子の「つらさ」について

不登校の「つらさ」のありかを探る

不登校は、いまでこそ教育問題であり社会問題でもあるが、かつては心理や精神科の臨床上の問題であった。われわれ児童精神科の領域で不登校が話題になり始めたのは、一九六〇年前後のことだ。当時は「不登校」という言葉はまだ存在せず、「学校恐怖症」だの「登校拒否症」だのという呼称が用いられていた。

これらの言葉からわかるように、不登校は神経症圏の「病気」として誕生した。さしたる理由もないのに学校に通えないでいる子どもの存在は、理解しがたい不可解なものだった。だからこそ、かれらは治療や研究の対象になり、その過程で新しい名前が与えられることになったのである。

この分野の草分けである精神科医の高木隆郎は、登校拒否の典型例に見られる臨床経過を次の三段階に分けて示した[1]。

まず、子どもが登校前に頭が痛い、おなかが痛い、体がだるいなど体のあちこちに不調を訴え学校を休み始める時期、これを「心気症的時期」とした。このときみられる不調は、午後になると消えたり休みの日には見られなかったりすることが多い。

親のほうは、なにか病気でも？と心配して子どもを病院に連れていくが、どこも悪いところはない、精神的なものではないかなどと言われ家に帰されてしまう。そこで、病気でないなら仮病か怠けではないか、甘えていないで学校に行け！などと登校刺激を与えると、子どもは激しく抵抗して物を壊したり家族に暴力をふるったりする。これが二段階めの「攻撃的時期」である。

これはまずい、しばらくそっとして様子をみよう……と周囲が刺激を控えると、子どもは次第に落ち着きを取り戻し、やがて体の不調からも快復する。代わりに家にひきこもり、目的のない毎日を非生産的に過ごすようになる。生活リズムは乱れ、昼夜逆転の生活になる者もいる。これが最後の「自閉的時期」である。

高木は、このように心気症的・神経症的症状を顕著に見せたかと思うと、強い不安を家族への攻撃へと転じ、あげく自閉の殻に閉じこもるといった激しい防衛症状を現すケースを登校拒否の中核に据えた。小学校高学年から中学生の年齢にみられ、男女比はおよそ三対一で男子に多いとしている。

いまから六〇年ちかく前に提示された「登校拒否」の典型例だが、これは現在の「不登校」にも通用するモデルである。ただ、歳月が流れさまざまな形の不登校が現れたことによって、それは「典型」の座を降りたといってよいだろう。神経症の匂いのしない不登校も増えたし、かつての神経症的不登校も形を崩してきている。

目立つところでは、心気症的時期や攻撃的時期に子どものみせる「症状」は軽くなった。いっぽう、自閉的時期は長期化した印象がある。良くも悪しくも、不登校という現象が一般に知られるところとなり、親や学校が子どもにプレッシャーをかけなくなったせいだろう。

ところで、不登校問題の黎明期、高木隆郎の臨床家としての視線は当然ながら個人や家族の病理に向いていたが、その記述は不登校の子どもの「つらさ」のありかを示唆するものであった。

まず、不登校の始まりの心気症的時期、身体に現れるさまざまな症状は登校をめぐる心の葛藤の表れである。体の調子はたしかに悪いのだ。だが、それを病気ではないと否定されてしまうと、子どもは学校を休む理由を取り上げられ混乱してしまう。

さらに、周囲から登校刺激を与えられれば、学校行かねばならない、でも行けないという葛藤が強まり、不安と自責の念が膨らむ。それを親への攻撃、暴力という形で表現するのが攻撃的時期であった。わがまま放題に振る舞っているようにみえても、このときの言動は子ども自身の不安の防衛とみなすことができる。

自閉的時期には、子どもは親きょうだいとの接触を避け、現実からも逃避する。逃げ出す先は、一九六〇年頃は深夜放送とレコードだったらしいが、時代が下るとテレビと漫画、いまならもっぱらゲームとネットだろう。

このように、初めは無意識の回避行動として始まった不登校は、次々と心理的連鎖を生んで、子どもを身動きの取れない状況に追い込む。学校に行こうとしても行けない自分がふがいない。そのつらさをわかってくれない親には腹が立つが、反対に申し訳ない気持ちも湧く。ときどき訪問してくる教師の働きかけがうざい。友だちには会いたいが合わせる顔がない。このまま学校に行かなかったら自分はどうなるんだろう……。

不登校の子どもに向き合う

学校に通っていない児童生徒の数は、じつは、一九七〇年代なかばまでは減り続けていた。当時は、経済的理由など家庭の事情で学校に通えない子どもがまだ大勢いた。高度経済成長期に国の懐が潤い、親たちの教育熱も上がった結果、学校に行かない子どもの数は減った。その陰で、いまでいう不登校は徐々に増加し、七〇年代なかばを過ぎて逆転現象を起こした。

だが、その当時はまだ、不登校の子どもは学校の中では例外的な存在であった。専門家の間でも、これを個人や家族の病理として捉える見方が大勢を占めていた。ところが、八〇年代に入り、不登校を積極的に治療しようとする勢力に対し、いやとんでもない、病んでいるのは学校や社会のほうだ、治療を強制するなど子どもの人権の侵害だと主張する勢力が拮抗してくる。

医療や教育の現場でも混沌とした状況がしばらく続いたが、一九九二年、当時の文部省が「登校拒否はどの児童生徒にも起こり得るものである」と言明した。教育行政がこのような見解を示して間もなく、不登校すなわち病気という見方は完全に過去のものとなった。

ここまでみてきたように、不登校が精神科の病気として扱われていた頃、それは特別な子どもに生じる理解しがたい事態であった。それが転じて、どの子にも起こり得るといわれて久しいが、だからといって誰もが不登校に理解がある社会になったかといえば、そうでもなかろう。

不登校の子どもたちが感じる「つらさ」とは、どのようなものなのか。一言に「不登校」といっても、学校に通えない子どもの事情は一人ひとり違う。だとすれば、そのつらさもまた一人ひとり違うはずである。また、不登校だから「つらい」ものと、最初から決めてかかるのもよくないだろう。本人にとっては余計なお世話かもしれない。

子どもの気持ちを推し量るためには、その子の置かれた状況と本人の資質や性格を押さえたうえで話を聞いてやらなくてはならないが、これはこれで容易なことではない。相手は子どもだ。自分自身がなにがつらいかよくわかっていないし、どこがどうつらいのかうまく伝えられない。

たとえ、学校に行くのがつらい、行きたくないという気持ちを自覚していたとしても、どうして？と聞かれれば、よくわからない。大人は理由を求めたがる。そこで、子どもなりに思いつく理由を述べるが、大人にしてみればそんなことぐらいでという話が多いので、周囲を納得させることはできない。

こういう子どもを相手にするときに重要なのは、不登校の理由を探すことでもつらい気持ちを聞き出すことでもない。目の前にいる子どもに関心を向け、その声に耳を傾ける姿勢を見せておくことである。話したくなければ話さなくてもいい、だが君の言い分を聞く用意はいつでもあるぞ、と態度で示しておくことだ。

そういえば、最近のことだが、中学時代に不登校を経験したという二〇代の青年に話を聞く機会があった。学校に通えなくなり家にひきこもっていた頃、親はもちろん、担任の教師、カウンセラーなど、いろいろな大人が彼にアプローチしてきたそうである。

だが、そういう大人の口からは、いつも励ましか説得の言葉しか出てこなかった。この人たちは、ボクをよくしようと思ってるんだな、ダメな子だから。ボクはみんなに心配をかけているダメな子なんだ……。そう思ったという。

逆に、当時の彼を救ったのは、学習支援のボランティアのおばさんだった。初めて会うなり、その人は「ねえねえ、昨日の阪神・巨人戦、見た？」と聞いてきた。彼女は熱烈なタイガースファンだった。彼のほうは野球に特に関心はなかったが、二度、三度と会ううちに、おばさんが来るのを楽しみに待つようになった。

この青年の言葉に学ぶとしたら、子どもにかかわる仕事をする者は、まずは自分が目の前の子どもにとって信用に足る大人であるかどうかを問う必要があるだろう。そして次には、世の中には信用できる大人も三人に一人ぐらいはいることを、身をもって伝えていくことかと思う。もっとも、これは不登校のケースに限った話ではない。

つらい以前につまらない学校？

前述の高木の典型例は、いまや「古典的不登校」と呼ぶにふさわしいものとなった。では、反対に「現代的」不登校と呼べる例はあるだろうか。いや、現代的かどうかはともかく、最近とくに話題に上るのは発達障害にみられる不登校ではないか。

一九九〇年代以降、新しい発達障害の概念の普及にともない、この診断を受けた子どもの数は爆発的な勢いで増えている。そうなれば当然、不登校問題においても、かれらの存在は無視できないものとなってくる。発達障害の子どもは、知能障害の有無を問わず、障害の性質からして学校場面で不適応を起こしやすいからだ。

自閉症スペクトラム障害（以下ＡＳＤと表記する）といわれる子は、対人的コミュニケーションでつまずきやすく、集団にもなじみにくい。いじめの対象になることもある。かれらはコミュニケーションのありかたが独特なので、児童生徒どうしの関係だけでなく教員との関係においても難しさが出てくる。また、ＡＳＤの特徴のひとつである強迫的・常同的行動様式や、それを邪魔されたときに生じるパニック行動も、その頑固さ、特異さゆえに周囲を驚かせることがある。

注意欠如多動性障害（以下ＡＤＨＤ）の子は、とくに小学校低学年のうちは多動で落ち着きがない。大人数の児童がいる教室で長時間じっと座っていなくてはいけない環境が、はじめから苦痛のもとである。衝動的で粗暴な行動もなかなか改まらない。そのため、教員の手をわずらわせたり、クラスの児童たちから疎まれたりといったことがたびたび起きる。

軽度の知的障害、あるいは境界知能の子どもは、前記の障害を持つ子どもたちに比べると学校での適応はよい。学習障害（以下ＬＤ）にも同様のことがいえるが、かれらには学習面で特別な支援が必要になる。

これら発達障害を持つ児童生徒たちに共通していえるのは、学校生活において、ほかのクラスメイトが感じる必要のない不便や不自由を感じているということだ。だから、もしもかれらが不登校になったとしたら、そのとき感じるつらさも多少色合いを異にすると思っておいたほうがよい。

発達障害のある子どもたちにとって、学校は不登校になる前からつらい場所である。右にあげた代表的な特徴以外にも、たとえば知覚過敏のある子どもにとっては教室はうるさすぎる場所であり、いるだけで苦痛だ。

つらいことが多ければ、つまらないことも多い。最たるものはクラス全員が一斉に受ける授業ではないか。知的能力に注目すれば、知能の高い一部のASDやADHDの子どもには、退屈に感じられたり興味が持てなかったりするだろう。逆に、知的能力に障害のある子どもには、わからなくてつまらない。読み書き、計算が不自由なLDや、注意集中が持続しないADHDの子どもも、勉強は苦痛に感じられるだろう。

このように、発達障害の子どもたちには、もともとほかのみんなと違うつらさがある。かれらは、自分が周囲の子どもたちと同じようにできないのを薄々感じて知っているし、そのことに劣等感を持ってもいる。しかし、そういうデリケートな部分については、あまり気を遣ってもらえていないようだ。

とはいえ、こんな話もある。小学校二年生の男児は、一年生のときから教室に入ることを嫌い、ずっと保健室登校を続けていた。彼にとっては、子どもたちが騒ぐ教室は鳥や獣の声が鳴り響くジャングルのようだった。授業で興味ない話を聞かされるよりは、ひとりで本を読んでいたかった。

学年が上がってもそれが続いていたので、あるとき父親が一時間でもよいから教室で授業を受けてみたらどうかと説得にかかった。すると、こんな答えが返ってきた。「お父さん、それはルイに一時間立っていろっていうのと同じことだよ」

ルイというのは、その家の愛犬の名前である。無理な注文をしないでほしいという思いを、子どもは適切な例を用いて簡潔に伝えたのである。父親にしてみれば、一本取られた！というところだろう。

こういう話を耳にすると、時代の変化を感じる。昔なら、これは子どものわがまま、屁理屈とかたづけられ、この子は教室に引きずり込まれるか、そのまま不登校になるかしていただろう。それが今では、親が子どもの言い分を認め、学校側も生徒の「特性」に配慮して校内に居場所を確保するようになったのだ。

さて、一九七〇年代なかばから、右肩上がりに増加した不登校の児童・生徒数は、二〇〇一年から減少傾向ないし横ばいの状態にあったが、二〇一二年からは再び増加に転じた。これに歯止めをかけるような気の利いた対策はいまだなされていない。不登校が「学校恐怖症」や「登校拒否」として誕生してから、かれこれ六〇年になろうとしているにもかかわらずである。不登校が減らないのは、現行の教育制度が時代に適していないせいであるから、ここをなんとかしない限り根本的な解決にはつながらないだろう。

そんなおり、発達障害の子どもたちの登場は、不登校シーンを塗りかえると同時に、従来の学校のあり方に変革を迫るものかもしれない。発達障害の子どもは、それが見かけ上の現象であろうと、これからも数を増やしていくだろうし、そうなれば特別支援教室を増やすぐらいでは間に合わなくなる。

だったら、いっそのこと、みんなまとめて面倒をみることにしてはどうか。いわゆるインクルーシブ教育の方向に舵を切る。発達障害のある子も「特別」にあつかわれることなく、みんな一緒に学び生活できる場所を創る。実際に、そのような試みも少しずつ始まっていると聞く。

障害にやさしい社会は人にやさしい社会、とはよく言われるところだが、発達障害の子どもが楽しく通える学校は、きっと一般の児童生徒にも楽しく、ついでにいえばそこで働く教員にとっても楽しい学校であろう。不登校が減少するのは間違いない。

［1］高木隆郎「登校拒否の心理と病理」内山喜久雄編『登校拒否』一一―五八頁、金剛出版、一九八三年

7 こころの病気？ 脳の病気？

脳になにかあった、わかってよかった！ という例

精神科のクリニックで仕事をするとき、医者は脳のことをどれだけ考えていればよいのか。とくに目の前の患者が子どもである場合には。まあ、初めから風呂敷を広げすぎてもよくないので、シンプルなところから始めよう。鑑別診断は大事という話である。

私がまだ官立の大きな病院で働いていた頃、精神科の外来を動悸を主訴に受診した中学二年生の女子がいた。その子は、同じ日に同じ病院の小児科で診察を受けた後、当科に紹介されてきた。

ちょうど夏休みに入った頃だった。一カ月ほど前から、心臓がドキドキして気持ち悪くなることがたびたびあるという。一回につき五、六秒ぐらいだが、一日に一〇回以上もある。その最中は、鳥肌が立つ、寒い、怖いと感じるが、そばにいる人につかまっていると治る。

やせて色白の女子中学生は、私の質問に答えて、このように説明した。とくに緊張したふうでもなく、不安な素振りも見せなかった。母親によると、毎日いつもどおり通学しており、家庭でも学校でも生活上とくに心配はないとのことだった。

精神科の病気を疑うのは、身体疾患の可能性がひととおり否定されてからのことだから、その日のうちに精神科にまわすのは早すぎる判断である。小児科の医者は、どういう話の聞き方をしたのだろう。

この子には、もうひとつ、逆行性健忘の症状があった。動悸が始まってから、給食のメニューを覚えていなかったり提出物を出すのを忘れたりすることが、たびたび起きていた。小児科が精神科に依頼を寄こしたのは、この症状を気にしてのことかもしれなかった。

あるいは、パニック障害を疑ったのか。九〇年代の半ばであったから、この病気も科を超えてポピュラーなものになっていた。しかし、彼女の症状は、発作の持続時間の短さや頻度の多さなどからして、われわれの知るパニック発作とは異なっていた。

血液検査で甲状腺機能を調べ、心電図と脳波検査もオーダーしたが、なにも異常が見つからない。そこで、循環器科の部長に診察と精査を依頼した。そこでは、すぐに心電図、胸部X線写真、超音波心エコーの検査が行われたが、やはり異常を認めなかった。しかし、ホルター心電図で昼夜にわたる発作性洞性頻脈が見つかった。安静時は一分間に八〇の心拍数が、発作時には二〇〇にもなった。

彼女は精査目的で入院した。甲状腺機能亢進症、リウマチ熱、心筋炎、褐色細胞腫などの可能性が否定され、最終的にてんかん発作の一種ではないかという話になった。そして、今度は神経内科の医者の出番となった。まずなにより、発作時の脳波をとる必要があった。すると、頻脈の発作にともない、二〜三ヘルツの高振幅徐波が群発していることがわかった。

神経科の担当医は、就寝中の彼女のベッドサイドに張りつき、発作が起きるのを待った。眠りについてから一〇分後、患者は上体を起こして医師の腕にしがみついた。紅潮した顔で無表情に虚空をにらんでいた。痙攣はなかった。医師の問いかけにも反応しなかったが、一〇秒もすると意識を取り戻し「いまのは発作?」と聞いた。

神経内科の最終診断は複雑部分発作であった。カルバマゼピン三〇〇ミリグラム/日が処方され、発作はキレイに消失した。彼女は夏休みを入院でフイにしたものの、二学期から学校生活に戻ることができた。

脳になにかあった、だからといって……という例

じつは脳に……というケースで、つぎに紹介するのは、私がもっとペーペーの医者であった頃、パート先の精神科病院で診ていた中学二年生の男子の事例である。

その日、私は当直だった。子どもは母親に連れられ夜間の外来を受診した。学校の制服が中学生らしく薄汚れている。中背で痩せ型、猫背。どこを見ているかわからない大きな黒い瞳。長い髪が色白のふっくらした頬を撫でる。緊張した様子は見せず、甲高い大きな声で話す。子どもっぽい乱暴さが逆に素直さを感じさせた。

主訴は不登校と家庭内暴力であったが、一九八〇年代初頭に主流を占めていた神経症的不登校とは、どこか様相を異にしていた。とくに気になったのは家庭内暴力の現れ方である。

本人は、自分が暴れる理由を「溢れる力を抑えられない」からだと説明した。暴れたことに対して反省や後ろ暗さがない。むしろ自慢気ですらある。おまけに「薬がないと治らない」などと言ってケロリとしている。

母親の話からも、彼の行動は衝動的で幼稚な印象を受けた。そもそも、学校に行かず家で暴れている中学生が、親の言うままにノコノコ病院までやってくること自体が珍しい。

さらに話を聞いてみると、他人の視線が気になる、自分の噂をされている気がするなどといった訴えも出てきた。深みのないコンタクト、視線恐怖、被害念慮などから、新米精神科医

は統合失調症を心配した。しかし、どこかヘンだ。

ここで先に種明かしをすれば、彼にはいまでいう発達障害があったのだと思う。このときの症状は、思春期以降にありがちな二次障害と考えるべきであった。

母親によると、幼児期の発達に遅れはみられなかったが、多動が目立ったという。母親が見えなくなると、すぐに泣いて探し回るなど不安の強い子でもあった。叱るとひどく根にもつところもあり、しつけが難しかった。幼稚園では集団に馴染まず、いつもひとりで遊んでいた。

小学校入学後もクラスに馴染めなかったが、担任にはベッタリ甘えていた。それでいて、少しでも気に入らないことがあれば、校長室まで直訴に行くなど突飛な行動に出た。高学年になると、本人曰く「激しい差別」に遭い、友だちがひとりもいなくなった。イライラすることが多くなり、担任を怒鳴りつけたり教科書を破いたりした。

ここまで生育歴を聞けばだいたいのアタリはつく。しかし、その当時、発達障害の概念は現在のように拡がりをみせていなかったし、病院の医局にも母校の研究室にも児童精神科を専攻する医者はいなかったので、私は頭を抱えざるを得なかった。

そこで、とりあえず指導医の指示に従い脳波をとったところ、彼の脳には広汎に徐波が出現しており後頭部に棘波もみられた。さらに、CTをとってみたら、今度はベルガ腔が見つかったのである。

ベルガ腔とは、左右の側脳室の真ん中に脳脊髄液腔が嚢胞状に拡張してできたもので、第六脳室と呼ばれることもある。脳の発達とともに退縮して消失するのがふつうで、乳幼児期には残っていることも多いが、中学生の年齢ではほとんどみられない。まれに成人年齢で見つかることもあるが、なにか悪さをするわけではないので正常変異としてあつかわれる。つまり、とくに治療の必要はないし、放っておいてよいということである。

このベルガ腔の存在が、私の患者の問題行動を直接説明してくれるものではなかったが、診断は内因性（統合失調症）でも心因性（当時の言葉でいう登校拒否症）でもなく、おそらく器質性の障害であろうということになった。現在の発達障害の考え方に照らせば、当たらずといえども遠からずといったところか。処方もハロペリドールからカルバマゼピンに変更した。

では、診断や薬の変更が治療に功を奏したかといえば、そうも思えない。彼には行動制限を目的に入院してもらったが、かの宇都宮病院事件のあった時代、精神科の病棟は成人患者にとってさえストレスフルな場所だったから、彼のような子どもに適応を強いるのも酷な話であった。入院後の問題行動は、そのストレスに起因するところも大だった。しかし、それについても、ほかの子どもたちとはちょっと違っていた。

入院には説得を要しなかった。拍子抜けするほどあっさり受け入れた。「面白いかな？」「面白かねえよ」。看護人とそんな会話を交わしながら、鍵のかかる閉鎖病棟に入っていった。もちろん、すぐに退院させろと言ってきたが、理由はテレビが自由に見られないからということだった。外泊で家に帰すと、病院で見るポータブルテレビを買えと無茶を言って暴れた。それでも約束の日には病院に戻ってきた。

そんなことが繰り返され、入院治療は懲罰的色合いを増していったが、彼は懲りもしなければへこたれもしなかった。最後は親のほうから退院させると言ってきた。とはいえ、根負けしたというわけでもなさそうだった。「子どもがこういうところに入ってると思うと、悲しくなっちゃうんですよね」と母親は言った。やさしいお母さんだった。

ベルガ腔をもつ少年は、中学を卒業すると廃棄物の収拾業に就いた。小さな頃から車好きの彼は、「働く車」に乗れるのが嬉しいらしく、3Kに属するであろうその業務も厭わなかった。そればかりか、つぎはバキュームカーに乗りたいと言い出し、また母親を悩ませた。

脳のことがわかってきたら、ややこしくなったという話

時代は下って二一世紀。おりからの脳科学ブームと発達障害ブームにのって、子どもに向けられる視線も、ひと頃とはだいぶ違うものになってきた。脳科学に寄せられる関心と期待、発達障害概念の普及と混乱、親たちの子育てに関する不安などがない交ぜになり、町医者をも悩ます事態を生んでいる。

「扁桃体を育てるには、どうしたらいいんでしょう?」と真顔で質問してくる若い母親に出会ったときは、ついにここまで来たか……と嘆息したものである。彼女はたぶんネットかなに

かを通して、自閉症では扁桃体の発達に問題がある云々といった知識を得たに違いない。息子が三歳児健診で自閉症を疑われ、療育を勧められていた。

それより少し前だったと思うが、NHKが「脳科学で防ぐ〝キレる子〟」という番組を流したことがあった。講演などでネタにさせてもらったのでよく覚えているのだが、あらためて調べてみたら、二〇〇六年の五月に放映されていた。こんな内容である。

番組では、まず脳にある扁桃体と前頭前野について説明がなされる。前者は感情が生み出される器官、後者は感情を制御する脳の部位。いわゆる「キレる子」では、この扁桃体と前頭前野のネットワークがじゅうぶん育っていない、あるいはうまく機能していないらしい。そこで、扁桃体や前頭前野が健康に育つには……という展開になる。

つぎに、ふたつの実験が紹介される。ひとつは、サルに人間の顔を見せて扁桃体の活動を見る実験。結果としては、サルの扁桃体は人間の笑顔によく反応し、とくに飼育者の笑顔には強く反応した。もうひとつの実験は、ゲームで遊ぶ子どもの脳の活動を光トポグラフィーで測定するもの。その結果、ひとりでパソコンゲームをするより友だちを相手にするほうが、前頭前野で活発な活動がみられた。

つまり、身近な人との親密な交流、楽しいコミュニケーションが扁桃体と前頭前野を育てるというわけである。ついで、とある幼稚園と少年院で行われている教育的実践が紹介されるのだが、こちらの説明は省略する。

私は、こうした科学的実験の内容や成果にケチをつける気はないが、番組の構成や結論の導き方については大いに異議がある。私たちの目の前で生身の子どもが破裂させるかんしゃく玉の正体を、脳科学の実験結果で説明するには、何段もの階段を登らなくてはならないはずだ。科学の体裁を借りた物事の単純化は危険である。

だいたいからして、大人に大事に育てられること、友だちと楽しく遊ぶことが、子どもの健全な育成にとって重要なのは自明である。そんなあたりまえのことを、なぜわざわざ脳科学に教えてもらわないといけないのか。脳科学の成果から子どもが健康に育つには環境づくりが大切なことがわかった、などというのは本末転倒もいいところだ。

子どもがふつうに育てば、脳もふつうに育っているはずである。もしも本当に「キレる子」が増えたのだとすれば、それは子どもがふつうに育たなくなったからではないのか。そうなったのは、かつてあたりまえだったものが失われてしまったせいではないか。

核家族化、少子化、家族の機能不全、「ご近所」の喪失、子どもの遊び場の喪失、遊び時間の喪失、子ども社会の弱体化など、子どもの発達に影響をおよぼすであろう社会の変化はさまざまある。その分析や検証は、たしかにめんどうで難しいだろうが、脳科学の成果ばかりをありがたがるのはいただけない。

精神科クリニックの臨床における脳のあつかい

私はアテネ五輪の年に現在の医院を開業した。子どもも診る精神科の町医者という身分である。ただし、精神科プロパー。子どもの病院で働いたこともあるが小児科は勉強しなかった。門前の小僧レベル未満である。

本稿では、思い出深いケースをふたつ選んで紹介した。子どもの病院にいた頃は、小さな患者に対し、身もこころもお預かりする気持ちで働いていた。精神科も少ないながらベッドを与えられていたし、私がとくに摂食障害の患者を多く受けもっていたせいもある。アイデンティティはココロの医者だったが、脳も含めて身体のことはいつも意識していたと思う。

子どもの病院以前の修業時代は、はじめに診断ありきだったので、こころと身体と脳を分けて考えがちだった。もちろん、三者は分けられるはずがないのだが、精神医学の物差しを振るうと、どうしてもそういう思考に傾むいてしまうのであった。しかし、実際は目の前の子どもとの関係に悩む毎日であったから、私自身の頭は身体や脳よりこころ優先であったかもしれない。

さて、クリニックで働く現在の私は、脳をどうあつかっているか。診断においては、「らしくない」ケースに出会ったときは脳を疑ってみる。治療においては、薬を使うときに脳のことを考える。ドパミン、セロトニン、ノルアドレナリン、その他の神経伝達物質と病気の関係を押さえたうえで、いちおう理屈に合った薬を選ぶ。これは昔と変わりがない。

親に病気や治療の説明をするときには、脳を持ち出すと説得力が増すこともある。先に述べたように、昨今はその手の質問が出ることが増えてきたし、そういう話が好きな親もいるから、ちゃんと相手ができないといけない。だからといって、なんでもかんでも脳を持ち出してわかったつもりになる世の風潮に、棹さすマネはしたくない。

水は低きに流れる。物事もわかりやすいところに一気に流れる。単純化が誤解を生んで、余計ややこしいことになる。それでは困る。わかることも大事だが、わからなくても安心できるほうがもっとよい。ココロの医者ならそう考える。

子どもと関係を作るときには、脳のことはどこかに行っている。子どもでも大人でも、患者の心情を理解するには脳や診断は邪魔な場合が多い。発達を診るときには脳についても考えるが、目の前にいる子どもの頭の中を勝手に想像するぐらいで、扁桃体や前頭前野の話はしない。たとえ患者が脳にベルガ腔以上のなにかをもっていたとしても、その事実を知ることと、その脳を持って生きる大変さを理解することは、おそらく次元の異なる話である。

8 思春期の危機を乗り越える——うつ病、双極性障害、思春期妄想症

うつ病

最近では、ひと頃のうつ病ブーム、とくにいわゆる「新型うつ」をめぐる騒ぎも一段落した感があるが、「子どものうつ」のほうはどうであろう。うつ病ブームにのってか、子どものうつ病は見逃されやすく、有病率は従来考えられているより高い、早期に発見して治療すべきであるといった報告、意見をよく聞いた。いっぽう、これに対して異を唱えるむきもあり、操作的診断の信頼性、過剰診断の危険性、薬の有害事象などの点から、子どものうつのあつかいには慎重であるべきだという声も耳にした。

これについては私も日頃から考えるところがあり[1]、立場を問われれば慎重派を自称するにやぶさかでないが、それについてはここでは触れない。ただ、学校に通えなくなった子どもに対する私の臨床上の態度について述べておくなら、まず小学生までの年齢であれば、うつ病の診断は保留し「不登校」のケースとして援助を行う。つぎに、中学生以上の子どもで、身体は成人並みに成長しており病態も大人のうつ病に似ていれば、薬の使用も考慮に入れて治療する、といったところである。しかし、当然これだけでは割り切れない。病気かどうか判然としないが治療的援助を必要とする思春期のケースというのはいくらでもある。

高校二年生一七歳のAは学年末に受診した。都心の女子高生らしからぬ地味でラフな服装。表情や態度に不自然さはなく、ときに照れ笑いを浮かべながら、小声でボソボソ話す。とにかく、すべてがめんどくさい、楽しめない、生きていたくないと言う。

両親の話によると、前年の暮れに部活を引退してから、疲れがたまっていたのかすっかり意欲を失ったように見える。学校は休まないが、休みの日はずっとふとんの中で過ごしている。過食のエピソードもあり、体重が三カ月で五キログラム増えたと言っている。一カ月ほど前にリストカットしていることがわかり、親としてもショックを受けた。父親は自分の従兄が自死したことを思い出した。担任に報告したら、スクールカウンセラーを通じて精神科受診を勧められ、このたびの受診となった。

親に席をはずしてもらって本人に話を聞くと、まず抑うつ的な気分については、なんで頑張ってまで生きなきゃいけないか、つらい思いのまま生きたくないし、楽しいことのためになんか生きたくもない、「生きていること自体が罰ゲーム」みたいなもの、などと表現した。また、過食に関しては、中学生の頃から定期試験のときなどにむちゃ食いするクセがあるが、ダイエットの経験はないという。リストカットの痕を見せてもらうと、左前腕内側に腕の幅ほどの長さで一〇数条の傷痕があった。血を見ると不安や不満が減る、落ち着くと語った。

そこで、なにか具体的な不満やストレスになるようなことがあるのか尋ねてみた。A自身は、小学生の頃から学校はキライだったと言うが不登校経験はなく、後に高校側から得た情報によると、友人関係は良好で学業成績も医学部を狙えるほどとのことだった。ただ、本人は大学受験を控えて文系に進路変更したばかりで、その選択にはまだ迷いがあるという。

うつといえばうつであり、過食やリストカットもあるので経過は要注意である。だが、Aの語りには思春期的倦怠とでもいおうか、この年頃にありがちなニュアンスが漂っており、ただちに病気に囲い込んでしまうのもどうかと思われた。親や教師には、過食やリストカットは本人にとっては「ガス抜き」の行為であり、大騒ぎしたり頭ごなしにやめさせようとしたりするのはよくない、彼女自身がそれに換わる方法を見つけること、「ガス」の正体を見極めることが大事と話した。

三年生に進級して五月の連休が明けても、Aのリストカットは止まらず、学校のトイレなどでもしているようだった。だが、彼女は自分から友人や教師に相談するようにもなっていた。

あるとき、若い男性教師にわざわざ「今日なら死ねるかも」と告げに行き、学校や親を慌てさせた。それまで根気よく相手をしていたスクールカウンセラーは、「甘えているとしか思えません」と腹を立てていた。

躁うつ病の混合状態なのか退行なのか甘えなのか、周りがヘタに動いて本人がボーダー化しても困るし……などと主治医もあれこれ考えたが、いずれにしてもやることは一緒である。父親の「基本的には信じるしかないんですね」という言葉に励まされ、腹をくくって待つ態度を大人たちで共有できるよう努めた。この時点から薬も使うことにし、バルプロ酸を四〇〇ミリグラム／日まで増量して経過を観た。

夏休み頃になると、Aはカッターの代わりに赤ペンを使ったり強く腕を咬んだりして、リストカットを回避できるようになった。大学受験は推薦が取れることになったので、一般入試はやめることにした。二学期も半ばになると、「大丈夫です」という言葉が聞かれるようになり、推薦入試後に合格の内定が出てからはすっかり落ち着いた。薬は冬休みに中止した。

大学の入学を待つ頃、Aは「自分ってけっこう普通」と口にした。どこか気の抜けたような口ぶりであった。入学後は大学生活にも難なく適応し、高校生の頃のような気分の浮き沈みを訴えることはなかった。二年生の後期に入ったあたりで治療を終結とした。

このケースを振り返ってみると、Aの高校時代のエピソードを病気ととるか思春期の苦悩の表れととるか、意見の分かれるところだろう。いずれにしても、彼女が悩んでいたのは確かなことで、それを受験のプレッシャーの一言で片づけてしまうのは気の毒であろう。「自分ってけっこう普通」という彼女の言葉には安心と諦めがこもっているかのようであり、そのとりあえずの結論にいたる過程には自己愛との格闘があったはずである。蛇足ながら付言すると、彼女は後に哲学科に進んだ。専攻はドイツ哲学であった。

双極性障害

一七歳の女生徒Bは、高校三年生の二学期の半ばに受診した。ちょうど大学の推薦入試を控えた頃だった。提出する小論文がちっともできあがらないので、担任が時間を割いて直接指導したのだが、一字も書けずに固まってしまう。体全体が固まる感じで、視線も動かなくなるという。さらに、その日以降、遅刻と欠席が増え、学期の中間考査ばかりか肝心の入試も受けに行けなかった。

母親は、受験のプレッシャーと担任の厳しい指導のせいで娘は落ち込んだと考えているようだった。小中学生の頃に登校しぶりがあり、中学一年生のときは実際に欠席する日もあった。もともと気分のムラも大きい子だという。このときのエピソードも、その延長と思ったのだろう。

初診時のBは、笑顔で入室し、面接中も緊張した様子は見せず屈託なく話をした。小柄な体に明るい色の服でおしゃれをしていた。三週間ほど続いた抑うつ状態から快復したばかりで、「今日はいいです」と言った。うつの間は勉強はもちろんテレビを見ることさえなく、ひたすら寝ていたという。食欲減退、頭痛や嘔気などの身体症状もあった。

のちに彼女が見せてくれたノートには、うつの気分が次のように記されていた。「うつのときは、まず『わー!! もうやだ!!!』となり、何に対しても(お風呂や食事さえ)やる気がなくなる。でも、やらないままでは生きていけないこともわかるので嫌になる。たくさんのことが頭をよぎってモヤモヤする。息づかいが荒くなったりする」。

おそらく、その前に見られた「固まる」というのも、教師に対する緊張や反抗ではなく、はたまた解離でもなく、うつ病にみられる抑制か亜混迷だったのではないか。これについても、本人の記述がある。「完全に何も考えていないのではなく、たくさんのことが浅く少しずつ次々と頭に浮かび、結果的に何も考えられない。人の話もとても断片的にしか聞けていない。話しかけられると、いまは話を聞かなきゃいけない時間なんだ!と思い出してハッとする」

いっぽう、軽躁状態の既往も初診時から明らかになっていた。本人は「おしゃべりになる」と言い、母親は「端から見てても息切れしそう」と言った。ブティックをハシゴし、高校生の小遣いでは買えない服を店に取り置きして回ることもあったという。なにより、うつとそれ以外のときとでは、表情がまるで違った。その後、数回通院するうちに、私も何度かその様子を確認することができた。うつのときは、無言で着席し、眉根に力の入った不安げな悲しそうな顔つきをして黙っているだけだった。体に動きはなく、背中を丸めて座っている様子は、まさに「固まる」感じであった。逆に、本人や母親が「テンション高い」という日は、「こんにちはー」と明るい表情と足取りで入室してきた。しかし、ことさら多弁というほどでもなかった。学校でもおしゃべりが目立つくらいで、目に余る行動は出ていないようだったから、躁の程度はさほどでもなかったのだろう。

このように診断は難しくないケースだったが、両親がにわかに病気とは認めたくないようで、しかも薬物療法に難色を示したため、薬は処方せずにしばらく経過を観た。初診後は年内に七日間、年が明けてすぐに四日間、抑うつ状態で寝込んだが、受験シーズンをなんとか乗り越え大学に合格した。だが、受験が終わってホッとしたところで、また抑うつ状態に陥った。このとき、Bは初めて「死」を口にした。慌てて来院した両親に、あらためて病気の概要と薬物療法の必要を説いたところ、了解を得ることができた。

薬はラモトリギンを選び定石どおり増量していったが、その後も毎月一〇日前後の抑うつ状態が繰り返された。大学も長く欠席が続いた。ラモトリギンは三〇〇ミリグラム／日まで増やしたが、希死念慮こそ消えたものの躁うつの波は変わらず、本人からも「薬が効いている気がしない」という発言があったため、服用三カ月目にしてリチウムを追加した。その後、二カ月間で六〇〇ミリグラムまで増量したところ、以後抑うつ状態を呈することはなく、大学の授業も後期は休まず出席し、無事に二年生に進級した。

最初の抑うつ状態から快復した高校三年生とき、Bは例のノートに次のような言葉を残している。「いま高三でよかった。高二でこうだったら勉強がついていけなくなっただろうし、卒業まで長くて辛かったのではないかと思うし、社会人であればこんなに休んでたらクビになってしまう。大学も、担任のように心配してくれる人はいないし、友人付き合いも高校より希薄だろうし」。

さらに、彼女は自分にある躁とうつの極性の存在を自覚していたばかりでなく、その反復性を予測さえしていた。「もうこれは一生続くんだと思った。だから、大事なのは落ち込まないようにすることより、うつになってからそれをどれだけ浅く短くするかだと思った。そして、躁の時にいかにハメを外しすぎないかだと思った。『仕事を引き受けすぎない』というのが、私がこれから生きていく上で一番重要なことだと思った。社会に出たら、もう同じ失敗はしない。『積極的』と『向こう見ず』は違うことを忘れずに」

私は、この文章を読んでBの洞察力と柔軟性に感心するとともに、躁転してコントロールを失い治療関係が破綻するにいたった成人患者の顔を、ひとつ、ふたつ思い浮かべた。彼らは、通院が中断してほどなく、措置入院あるいは医療保護入院となった。若くして発病した患者をそのような目に遭わせないためにも、初回の治療でなにをしておくべきか、Bの言葉に教わるところ大であった。

思春期妄想症

思春期妄想症は、対人恐怖症と同様わが国固有の診断名だが、思春期・青年期の臨床ではわりとポピュラーな病気である。訴えの内容により自己視線恐怖、自己臭恐怖、醜貌恐怖などに分けられ、いずれも、自分の身体的欠陥が他人に不快感を与えているという妄想的確信と、そのせいで他人が自分を嫌がる、避けるという関係妄想（忌避妄想）を有する。これらの妄想が主題になること、好発年齢が思春期・青年期にあることなどからして、統合失調症との鑑別が必要かつ重要になる。

鑑別のポイントとなるのは、およそ以下のような特徴である[2]。

①一〇代半ばから後半をピークに発症し、その後は単一症候的に非進行性の経過をたどる。
②人格に変化を生じない。
③症状には状況依存性があり、その発現には他者の現前が不可欠である。
④とくに家族などの近親者またはまったく無関係な他者一般の前では症状は現れにくいが、学校の級友などの中間的な距離にある人の前で強く現れる傾向がある。

高校三年生一七歳の女生徒Cは、スクールカウンセラーの紹介で二学期の半ば頃に来院した。紹介状によると、カウンセリングの開始は一年前、主訴は「自分のまなざしが他者に迷惑をかけている。申し訳ないと思う」。これがもとで教室に入れず保健室登校をしていた時期もあったが、いまはなんとか授業に出ているとのこと。本人に確認すると、顔を赤くしモジモジしながら「うーん……」と笑うだけ。悩みの核心については話したがらない。そこで、本人を外で待たせ、母親から話を聞いた。

前年、高校二年生の二学期がそろそろ終わりに近づいたある日、Cはいきなり家に帰ってきた。母親には、「教室にいられなくなった」「自分の視線がみんなの邪魔になっている」と話した。その日から冬休みになるまでの間に数日学校を欠席した。翌年、三学期になっても同様の日々が続いたので、スクールカウンセラーに相談することになった。教室に入るのが苦痛だったため、学年末まで毎日保健室に通った。

春休みに総合病院の精神科を受診したところ、「対人恐怖症」と言われ、リスペリドン一ミリグラム／日が処方された。三年生に進級しても欠席が目立ち、登校した日も教室には入れなかった。通院一ヵ月で薬は四ミリグラム／日まで増え、医師からは「統合失調症」の疑いがあると告げられた。娘の顔から表情が消えたことを心配した母親が、医師にその旨を伝えると、薬は半分に減った。

Cは五月の連休前後から教室で授業を受けるようになり、夏休み前に通院も服薬もやめてしまった。二学期も通学していたが、本人の訴えは変わらず、登校がつらそうだった。両親は、前医の診断に疑問を感じていたので、転院するつもりで当院に娘を連れてきた。

母親に娘がどこか変わってしまったように感じるか尋ねると、家での様子は変わりない、休日には友人とライブや買い物に出かけているという返事。私は、表情や態度からしても統合失調症には見えないし、これは自己視線恐怖と考えるのが妥当だろうと話した。思春期妄想症についてもざっと説明した。

Cは、初診時のみならず月に一度、二度と通院するようになってからも、症状を具体的に述べることはなかった。カウンセラーの紹介状や母親の報告にあったような訴えが本人から聞かれたのは、初診から二年も経った頃だった。しかも、それは手紙という形で手渡された。

「なにかを見ようとしても、周りに人がいれば気になってしまい、その人を横目で見てしまうというか、周辺視野で見てしまうというか、そんな感じです。普通は集中していればまわりなんて見えないものだと思うんですが。実際にまわりの人は私からの視線を感じていると思います。というのも、『見てくる』とか言われたことがあるからです。まわりの人が私が周辺視野で見ていることに気づいているんじゃないか、と怖くて繰り返しな感じです。どうにかして怖さを取り除ければと思います」。

高校卒業後、Cは推薦入学で大学に進学したが、通学はできず学籍を置いているだけであった。高校時代の友人たちとの交流も途絶えていた。だが面白いことに、上の手紙を私に渡すと間もなく、彼女はいわゆる自助グループのような会に参加するようになった。そこで出会ったメンバーと言葉を交わすようになり、会以外の時間にも交流が生まれた。そして、その年の暮れからカフェでアルバイトを始めた。大学は三年めで中退したが、アルバイトのほうはその後も一年以上続けていた。視線のことを聞けば、気にならなくなったと答えた。

薬は、通院を始めた当初から、ペルフェナジン四ミリグラム／日とアルプラゾラム〇・四ミリグラム／外出時頓用を処方していたが、Ｃはどちらも外出時だけしか服薬しなかった。大学入学後しばらくは、なんとかして通学しようという思いがあったせいか、処方どおり飲んでいたようだが、願いがかなわないとなるとすぐにまたもとの飲み方になってしまった。おそらく、外出時の緊張を抑える程度の効果はあったのだろうが、本来の症状である妄想を抑えるほどではなかったのだろう。Ｃにとっては、家にいるぶんには困らないのだから薬も不要ということになる。

一般に、思春期妄想症の妄想に対し薬はあまり力を持たない。それでは、病状の改善、妄想の消失にあたって何がいちばん有効かというと、上記の経過にみるとおり、親しい人間関係ができることである。治療者との関係が深まったり他者との関係に勇気をもって一歩踏み出したりしたときに、妄想は薄れ、やがて消えていく。いわゆる「人薬」の効果が大きい。統合失調症でさえ、親しい友人ができると被害関係妄想がぐっと軽くなる例もある。人間は良くも悪しくも社会的な生き物なのだとつくづく思う。

[1] 山登敬之「子どもの『うつ』をどうみるか」『子どものミカタ—不登校・うつ・発達障害思春期以上、病気未満とのつきあい方』日本評論社、九六—一〇九頁、二〇一四年

[2] 吉岡眞吾、舟橋龍秀、村上靖彦「思春期妄想症」『小児・思春期の精神障害治療ガイドライン』（精神科治療学一六巻増刊号）星和書店、三九九—四〇三頁、二〇〇一年

親子を応援する

9　発達障害の子をもつ親のために

このままで良いのかいけないのか、それが問題だ

「すきすきー、すきすきー、ねんど、くれよん、すきすきー♪」

診察室の床にぺったり座り、広げたスケッチブックにクレヨンを使ってゴシゴシ色を塗る六歳の男児。翌年の春には小学校に上がるというのに、幼稚園ではまだみんなと一緒に先生の話が聞けない。ひとり勝手なことをやっているという。

「すきすきー、すきすきー、ねんどのママ、すきすきー♪」

子どもの歌が変わった。私は思わず笑ってしまう。

「お母さん、この子、ずっとこのままだったらいいのにね」

粘土にされた母親は、泣き笑いの表情を見せ、鼻先で手をブンブン振った。

「センセイ、そんなあ！　困りますぅ」

個人的な好みを言ってよければ、私は老若男女を問わず発達障害の人が好きである。可愛くて愉快な人が多いからだ。とくに子どもは、自閉症だろうがＡＤＨＤ（注意欠如多動障害）だろうが、子どもらしさ全開！という感じがして可愛い。自分が歳を取ってきたせいか、最近ますますそう感じる。幼稚園の子どもなどは、こっちからしたら孫の年齢なのだから無理もないか。

しかし、親にしてみれば、可愛いだけではすまないだろう。それはよくわかる。目の前のこの子にしても、小学校にあがったらこのままというわけにはいかない。いや、このままでいいことになればなったでいいかもしれないが、子どもは子どもで成長するのだから、どっちにしろこのままというわけにはいかないのだ。子どもの成長というものは、嬉しいことであり、また淋しいことでもある。

いつの世にあっても、子どもの成長を気にかけない親はいない。大事なわが子がちゃんと育っているか、まっとうな人間に育ってくれるか気になる。「ちゃんと」だの「まっとう」だのと書いているそばから疑問符をつけたくなるが、たとえば子どもの発達が遅いとき、親が具体的に口にするのは次のような言葉である。「小学校にあがるまでに、ほかの子に追いつけますか?」「みんなと同じ学校に通えますか?」「大人になったら仕事に就けるようになりますかね?」

昭和も真ん中頃までなら、家にも近所にも子どもがゴロゴロいたし、身近におばあちゃんやおばちゃんたちもいたから、実物を参照したり経験者の意見を聞いたりすることができた。世の大人たちには「子どもなんてだいたいこんなもの」「まあ、子どものやることだから」といった共通の感覚、認識があった。だが、いまは違う。親は経験より情報に頼るしかなく、その情報を得るのはもっぱらネットだ。ただでさえ子育ての不安を抱えているところに、どこかで「お宅のお子さん、ちょっと……」などと言われようものならもう大変。家に帰ってパソコンを開けば、不安はますます膨らむ。

かくして、子どもを連れた親がクリニックを訪れる。心配のしすぎという場合もあれば、ご心配はごもっともという場合もある。その後の話のなりゆきで前のような質問も出てくるわけだが、子どもの年齢や発達の仕方によって、当然こちらの答えも違ってくる。そのときは、私も医者の立場から見立てなり判断なりを伝えるのだが、腹の中ではいつもこんなことを考えている。

子どもはみなそれぞれ育つペースが違うのだから、学校の入学式に間に合うの間に合わないのという発想はいただけない。その子の発達がゆっくりだとしたら、子育てもゆっくり時間をかけてやるべきである。人生の土台づくりをする幼児期に急がせるのはよくない。ほかの子どもたちと違って見えたとしても、大きくなるうちにたいていはなんとかなるもの。もっとも、なんとかなるというのは、みんなと同じになるということではない。その子なりその人なりになんとかなるという意味である。障害があってもなくても、それは誰にとっても同じことだ。

――と、これは私のいわばこころの声であるから、親を前にそのまま口にすることはない。実際に言うにしても、相手を見て、時期をみて、言葉を選んで言う。いくら子どものためと思っても、親の気持ちやニーズを読み取ったうえでないと、こちらの言葉は伝わらない。だいいち、診察室は医者が講釈をたれるための場所ではないのだ。

診断(名)にはこだわらないほうがいい

発達障害についていえば、子どもをクリニックに受診させる親には二通りある。自分からそれを疑って来る者と、学校や親族などから勧められて来る者だ。これは受診の動機にもとづく分け方だが、子どもの療育経験の有無でも二通りに分けられる。つまり、就学前から療育を受けていた子どもの親と、就学してから子どもの発達上の問題を指摘された親である。

あらかじめ療育の経験があれば、話はわりとスムーズにいく。子どもが学校でなにかトラブルを起こしても、親には発達障害の知識もあり、自分の子どもの気性やクセに対する理解もあるから、医者と問題を共有しやすい。ところが、就学後にうまくいかなくなって発達障害を疑い始めた、あるいは学校から受診を勧められてきたようなケースだと、発達障害のなんたるかから話を始めないといけないので、こちらもいろいろ気を遣うことになる。

子どもが発達障害かどうか、親はまずそのことを知りたいだろうが、これは簡単に白黒がつく話ではない。診断のための決定的なツールがないばかりでなく、発達障害という概念自体が、どこからが障害でどこまでがそうでないのか、線の引けないあいまいなものなのである。

喩えてみると、発達障害の診断は広い裾野をもつ高い山の住人に名前をつけるようなもので、頂上に住んでいてくれればさすがにわかるが、裾野にいくほどその判断がつきにくくなる。中腹あたりならともかく、どこいらへんからが裾野にあたるのかもわかりにくい。おまけに、その裾野の人口がいちばん多く、住んでいる人もいろいろとあっては、ますます区別がつけにくくなる。さらにいえば、医者にしたって海から双眼鏡で山を観測しているわけではなく裾野の切れ目あたりか山の中で仕事をしているのだから、広い視野で物を見ているという保証もない。

この喩えがうまくいっているか、実際に親を相手にこういう話をするかは別として、「センセイ、うちの子って発達障害なんですか⁉」と膝を詰めてくる親に対しては、子どもの見立てとともに、発達障害とは精神医学的にはどういうことをいうのか、なぜ診断はグレーにならざるを得ないのかということも説明し理解を求める。障害が疑われるときは、それこそ山の絵を描いて、おたくのお子さんはだいたいこのへんかしらと言うこともある。小学校に入学してから初めて障害が疑われたケースは、それだけ特徴が目立たなかったと考えられるから、裾野にいる子どもたちが多い。

それからもうひとつ、診断にまつわる親の心配には、「うちの子はＡＤＨＤなの？　アスペルガーなの？　どっち!?」という類のものがある。一般に、発達障害としてよく知られるものは、自閉症スペクトラム（障害）、注意欠如多動性障害（ＡＤＨＤ）、学習障害（ＬＤ）、知的障害の四つだが、この分類は便宜的なものであり、実際の子どもはそれぞれの特徴がいくつか重なりあっている。目立つところは年齢によって違ってくるし、子どもの見せる態度や言動は環境にも大きく左右される。

たとえば、小学校の低学年まではＡＤＨＤといわれていた子が、高学年になり多動や衝動性が治まってきたと思ったら、こんどはこだわりが目立ってきたり周囲から浮いてきたりで、じつは自閉症スペクトラムでもあったのか……などという例も少なくない。だから、診断や個々の診断名にこだわるよりも、他の子どもたちに比べ発達に特徴がある子と大きく捉え、個々の特徴がどんな困難につながるかを考えておくほうが有益だろう。具体的には、集団になじめなくて困る、刺激に敏感すぎて困る、乱暴で困る、勉強が難しくて困る……などといったことだが、逆さにみれば、有事の際にはその子の発達上の特徴が表に出るということでもある。

幼児期よりペースは落ちるが、児童期の子どもも日々成長する存在であることに変わりはない。それを発達障害の枠に閉じ込めて、みずからの視野を狭めるようなまねはしたくない。これは親だろうと医者だろうと同じだと思う。私も、求められれば予想のつく範囲で先の話もするが、親にあらぬ不安を与えないように気をつけているつもりである。だが、世の中には「こういう子は放っておくと犯罪者になる」などと平気で口にする医者がいるというから困ったものだ。

「障害の受容ができていない」などと言う前に

児童期の子どもをもつ親にとって、大きな課題のひとつに学校や学校関係者（教員、保護者、その他）とのつきあいがある。小学校は保育園や幼稚園と違う。学校というのは国家のつくる制度であり組織である。ときに大きな壁となって親子の前に立ちはだかることもある。いや、こんなに大仰に構えなくてもよいのだが、学校とのいさかいを抱えた以下のような例にはよく出会う。ただし、これは私の臨床経験に基づくフィクションである。

小学四年生の男子が来院した。この子の特別支援学級への転学をめぐり、親と学校が揉めているらしい。就学時健診のおりに特別支援学級を勧められたが、親の希望で通常級に入学。その後も毎年新学期を迎える頃になると、学校側は支援学級への転学を勧め、親はそれを拒んだ。四年生になってやっと、支援教室のほうなら……と、週に二時間ほど利用することになった。これまで医療機関とのかかわりはなく、このときも学校から強く勧められての受診であった。

実際に子どもに会ってみると、おっとりして素直そうだったが、簡単な質問にもいちいち母親の顔を見上げるような子だった。生育歴を聞くと、幼稚園に入るまで言葉が出なかった、自動ドアやエレベーターの扉が開閉するのを飽くことなく眺めていた、癇癪を起こすと小一時間は治まらなかったなど、ひととおりのエピソードが出てきた。入園してからは言葉も増え友だち関係も生まれてきたので大丈夫かと思っていたら、年長の年に園から就学相談を受けるように言われた。

教育相談所で受けた知能検査の結果は、全IQ（知能指数）が軽度知能障害のレベルで、とくに言語性知能が低く出た。両親は、心理士からその結果を聞いて、言葉の遅れさえなんとかなれば通常級でやれるのではないかと期待した。教育相談には就学後も通うことにした。

入学後、子どもは通学を嫌がることなく、毎日楽しそうに登校していた。しかし、さすがに勉強は難しかったようで、親がみてやっても覚えが悪かった。言葉をしゃべれるようになったのに、読み書きがいつまでもできないのが不思議だった。一年生の三学期、担任から支援学級への転学を提案されたが、親には受け入れがたかった。二年生のときも三年生のときも、同じ時期になると同じことが繰り返された。

父親はときおり憤懣をのぞかせつつ次のごとく語った。遅れがあるのはわかっているが、学校は本気で指導するつもりがあるのか。教育相談の指導もぬるすぎる。三年も通っているのに進歩が見られない。いま通っている支援教室だって似たようなものではないか……。のちに連絡を取ってわかったことだが、教育相談所の心理士は、知的障害だけでなく自閉傾向も気にしてソーシャルスキルの指導にも力を入れていた。とはいえ、言語性知能が目に見えて伸びるわけでもない。父親の気持ちは満たされなかった。

私は、ここまでのいきさつを聴いてから、当院でも同じ検査をすること、その結果が出るまで親だけで何度か通院してもらうことを提案した。親の通院は数回であったが、必ず両親がそろって来た。父親は、自営業で時間がわりと自由になったが、毎回の通院にはそれ以上の理由があると思われた。

知能検査の結果は過去のデータと似たりよったりだった。それを踏まえて、この子は発達障害といえるだけの特徴を備えており、「言葉の遅れさえなんとかなれば」という話ではないことを説明した。そのあと、検査をとった心理士のほうから、この子がどういうことが不得手であり、学習を含め今後どんな指導があったらよいかも説明させた。

父親は、発達障害についてじゅうぶん理解しているとは言いがたかったが、話のわからない人ではなかった。こういう説明はいままで聞いたことがなかったと言い、子どもを支援学級に通わせる抵抗感については次のように話した。

じつは、父親には障害をもった兄がおり、小中学校とも当時でいう「特殊学級」に通っていた。そこにいたのは、今の時代に比べると、ずっと重度の障害をもつ生徒ばかりだった。幼かった父親の目には、兄のクラスがなんだかとても恐しい場所に映った。そこに兄が通っていることを級友にからかわれた。家でそういう話をすると、きまって親に叱られた。息子が支援学級を勧められたとき、父の頭にまっさきに浮かんだのは、自分自身のこんな体験だった。

父親は、学校ではもちろんのこと、教育相談の場でもこの話はしなかった。おたくのお子さんは支援学級のほうで……ということで話がスタートしたので、最初から対立の構図ができあがってしまった。父親にとっては、学校は息子をクラスから追い出そうとしており、担任も教育相談の心理士もそのために動いているようにしか見えなかったから、こころを許す気にはなれなかったのだろう。学校は学校で、毎年同じように押し問答を繰り返すうち、相手を頑固な親、障害受容のできていない親とみるようになったのかもしれない。このような膠着状態の中で、子どもにとって必要な指導や支援はなにかという肝心の問題は、どんどん先送りになってしまった。

短期間だったとはいえ父親が毎度熱心に通院したのは、もうここいらでなんとかしたいという気持ちもあっただろうが、こころの底では自分の心情を吐き出す場所とタイミングを探していたと思えなくもない。彼が支援学級を拒む理由を母親がどこまで知っていたかはわからないが、知っていたとすればきっと遠慮も生まれただろう。両親の決断の遅れと責めることはできない。

いずれにしても、親と学校が対立して良いことは何もない。必ず子どもにツケが回る。どちらにもそれぞれ事情があり、よほどの場合を除いて片方だけを責めるわけにもいかないが、先に述べたとおり学校は社会の設ける組織である。個人は非力であり、力関係は歴然としている。

親の支援にあたるとき、われわれがどちら側に肩入れすべきかは言うまでもない。

発達障害の「害」について

発達障害の「害」の字は嫌われている。「がい」とひらがな表記にしたり、同じ読みでも「さまたげ」という意味の「碍」の字を使ったりすることもある。あるいは、「障害」ごと言い換えて「非定型発達」としてみたり、「発達凸凹」と言ってみたり。私は私で「発達マイノリティ」という言葉を思いつき、ひところ得意になっていたが、もっと前から著書に「発達的マイノリティ」と記している同業者のいることを知り、がっかりした覚えがある。言わんとするのは同じで、その人たちはその人たちで独特の発達をしているのだから、病気とか正常な機能の欠落とか考えるのは不適当ということだ。

だとすると、まずいのは「害」の字や「障害」という言葉だけでなく、発達障害の概念そのものではないかとも思えてくる。その状態が「いつもと違う」なら本人も病気として受け入れやすいだろうが、「みんなと違う」からといって病気にされたら面白くなかろう。なにしろ、本人にしてみれば「いつもと同じ」なのだから。子どもだって「ボクはいつもこういうボクなのに、どうして?」と感じるに違いない。育てにくい子どもだと思っていたら、そんな障害があったのか……という納得の仕方は、子どもに対して失礼ではないのか。医者は診断することの「害」についても、つねづね考えておかねばなるまい。

発達障害の「害」は、大人が子どもの言い分を聞かなくなる、子どもに対する見方を貧しくするいったところにも及んでいる。世の中にその考え方が広まって、親、保育士、教員、心理士その他、子どもにかかわる職種の大人たちが神経質になりすぎているのも気になる。子どもの見せる徴候、サインを見逃さないように……というこころがけが、発達障害を見逃すな！という方向に傾きすぎてはいないだろうか。たとえば、「三歳のときに戻りたい」と嘆く子ども、「ボクを信用してよ！」と怒る子ども、「ボクに笑っててほしいんでしょ？」と謎をかける子どもがいる。そんな子どもたちの言葉に耳を傾ける前に障害の有無に気を取られる専門家たちは、自分の専門性を一度は疑ってみるとよいだろう。

発達障害の「障害」ははたしてどこで起きているのか。一言で「コミュニケーション能力の障害」などというが、コミュニケーションは相手あっての話だ。はじめに書いたように、発達障害ブームの一端は、大人たちが「子ども観」を共有できなくなったところにある。今の時代は、大人と子どもの関係も疎遠なら、大人たちどうしの関係も疎遠になっている。コミュニケーションの「障害」はじつは社会の側にあるのではないか？　そのような視点をもつことも大事かと思う。

10 子どもたちはどう変わったか

子どもたちは「変わった」のか？

子どもたちはどう変わったか？　この問いに答えるのは難しい。変わったというなら、いつから、なにが、どう変わったのか。確かな根拠に基づく説得力のある回答を出せる者がいるだろうか。

思い出すのは「一七歳の犯罪」が世間を騒然とさせた二〇〇〇年のことである。この年、少年たちが起こした事件がメディアを賑わした。豊川市主婦殺人事件、西鉄バスジャック事件、岡山金属バット母親殺害事件、大分一家六人殺人事件、歌舞伎町ビデオ店爆破事件など、いまも記憶に残るものが多い。

頻発する一〇代の少年たちの凶悪犯罪は、世間を震撼させ、かれらの「こころの闇」とやらがいろいろと取り沙汰された。大人たちにとって、思春期の子どもたちは、まるで理解不能のモンスターと化したかのようだった。その三年前に、あの少年Aによる「一三歳の犯罪」、神戸連続児童殺傷事件が起きていたから、すでにその下地はあった。

このように一連の事件は当時の少年たちがさも凶悪化しているかのような印象を世間に与えたが、のちに一部の識者が指摘したように、じつは犯罪件数は増えていなかった。殺人、強盗、放火、強姦などの凶悪犯についていえば、ピーク時の一九六〇年前後に比べ、二〇〇〇年は三分の一以下に減っていたのである[1]。

さらに言うなら、同級生を殺害し首を切り落とすような凶悪事件にしても、もっと昔から起きていた。一九六九年四月のサレジオ高校事件がそれである。加害者も被害者も高校一年生だった。だが、さすがに切断した首に細工を加えたり、それを校門の上に置くような真似はしていないから、神戸の事件と並べて論じてはいけないかもしれない。

ともあれ、二〇〇〇年当時には多くの人々が加熱したマスコミ報道に躍らされ、少年犯罪は凶悪化しており、少年たちはこころの闇を深くしているかのような印象をもつにいたった。しかし、少なくとも少年犯罪に関していえば、それは誤りだった。統計をみればわかることである。ちなみに、最近一〇年のあいだにおいても、少年の刑法犯はどんどん減っている。凶悪犯にいたっては、二〇〇〇年の二二一〇件からもさらに減って、二〇一五年には六九一件となっている[2]。

こうしたデータをみると、少年たちは凶悪化どころか、年を追って大人しくなっているようにもみえる。だが、いったん人々のこころに染みついた印象はなかなか拭えないようで、ひとたびことが起これば、誤解や不安に基づいたネガティブな視線が一〇代の少年たちに注がれる。それは、かれらにとって不幸なことだろう。

「子どもは変わったか」という問いが投げかけられるとき、気になるのはその出どころである。おそらく、変わったと感じるからこそ、その問いは発せられるのだろう。上の世代が「まったく最近の若いもんは……」と嘆きたがるのは、いつの世であれ同じであろうが、その嘆きはいつも若い世代に対する批判や嫌悪のニュアンスを帯びている。前記の問いが、大人たちの同様の嘆きやボヤキから発せられるものだとしたら、それもまた子どもたちにとって気の毒なことである。

いまどきの「不良」少年

社会学者の土井隆義が『非行少年の消滅』という魅力的なタイトルの書を上梓したのは、二〇〇三年の年の瀬であった。本書の中で土井は、戦後の少年犯罪の動向を分析し、少年による凶悪犯罪の減少を指摘するとともに、その質的変化に言及している。すなわち、「逸脱キャリア型」から「いきなり型」への変化である[1]。

かつて、少年による凶悪犯罪は、非行グループに属する少年が非行サブカルチャーを学習し、同時に犯罪も軽微なものから徐々に手を染めながら、社会的に逸脱していく先で起こるはずのものだった。しかし、「一七歳の犯罪」に代表される一連の事件では、非行キャリアのない少年たちが突発的に起こした犯罪が話題になった。突発的なだけに大人たちの感じる「わけのわからなさ」も大きく、それが社会的な不安を煽ったというわけである。

本のタイトルが示すように、いまでは非行少年はどこかに「消滅」したかのようである。町に「不良」を見なくなって久しい。ひと頃なら、見るからにヤンキーという少年たちがたむろする姿を町のどこかで見かけたものだが、彼らはどこに行ってしまったのか。学校からもいなくなったのだろうか。いわゆる底辺校のような学校には、まだ生息しているのだろうか。

そんなことを考えていたら、まったく種類の違う「不良」のことを思い出した。七、八年前に私のところに通ってきていた高校一年生の男子である。学校で暴力沙汰におよび、学友を怪我させたかどで停学中の身だった。生徒どうしの喧嘩であったが、手を出したのが先であり怪我も負わせていたので分が悪かった。学校側の処分には本人も納得していた。というより、あまり気にとめていなかった。

少年は黒い詰め襟の制服姿で診察室に現れた。椅子にかけると上体を折って身を乗り出し、上目遣いに私を見た。いくぶん態度がデカかったが、きちんと敬語を使って話した。どういうことのない普通の高校生に見える。キミの学校に不良はいないの?と聞くと、「ボクがそうですよ」と言う。そうは見えないなと笑うと、「いやあ、ボクなんか相当なもんですよ」と得意げである。

私は、洋ラン、ボンタン、リーゼントという不良の定番ファッションから説明したい衝動に駆られたが、そんな昔の話をしてもしかたがない。少年にとっては、喧嘩で相手を怪我させ謹慎を食らうような生徒は、じゅうぶん「不良」ということなのだろう。

彼の通う高校は都内の有名進学校であり、入学してくる生徒のレベルは高かった。周囲の生徒に比べ、彼の言動は多少幼かったのかもしれない。クラスメイトの中には、それを面白がってからかう者もいた。もとから短気で手も早い少年である。一度火がつくと大騒ぎになった。家でも壁に穴を開けることがたびたびあった。だが、鎮まればあとはケロッとしていた。

学校は停学処分を解くにあたって、週に一度の養護教諭との面接と定期的な精神科への通院を条件につけた。おかげで彼は受診を余儀なくされたわけだが、幸いなことに両親はドライな人たちで、子どものやることにも学校からの通達にもオタオタしなかった。子どものために頭を下げることにも慣れていた。

学校に戻ってからも、少年は懲りずに似たような騒ぎを起こしたが、大事にはいたらず無事に進級した。養護教諭との関係は良好で、毎週必ず保健室に話をしに行っていた。私のところには長い休みのときだけ顔を出せばよいと言っておいた。二年生のときに読書家の友人ができて、彼もまた小説に目覚めた。三年に上がり進学先を私学の文学部に決めてからは、勉強にも身が入るようになった。受験した大学は軒並み合格、晴れて病院通いからも解放され、少年は見事に「更生」を果たした。

この自称「不良」少年を不良と呼ぶ者はおるまい。われわれ昭和の世代はもちろん、彼の同世代であっても、そうとは認めないだろう。学友たちの目には、キレるとヤバイやつぐらいに映っていたかもしれない。では、学校側はどうかといえば、彼になんらかの精神障害があるとみなしたのではないか。停学後の処分をみれば当然そうも取れる。しかし、本意はわからなかったし、こちらも確かめる気はなかった。

この事例は、現在の精神医療の文脈で読めば、注意欠如多動性障害（ＡＤＨＤ）にあたるだろう。というか、私はそういうニュアンスで書いている。もしも家や学校以外で悪さを重ねていたら、素行障害の診断も加わったかもしれない。周囲の対応次第では、「いきなり型」の犯罪予備軍となったかもしれない。だが、少なくとも洋ランにリーゼントの不良どもが幅をきかせていた時代なら、この程度の素行が学校で問題にされることはなかったはずだ。まして、病院を紹介されるなどということは。

ＡＤＨＤの「流行」に思う

ＡＤＨＤは、周知のように、不注意、多動、衝動性を主たる症状とし、ＤＳＭ－５では神経発達障害群のひとつに位置づけられている。診断が慎重に行われないと、ひと頃なら腕白、やんちゃ、おっちょこちょいですんでいたはずの子どもたちも、この病名を与えられてしまう心配がある。実際に、過剰診断が流行を生み流行が過剰診断を生んだ結果、ＡＤＨＤの疑いで精神科を受診する子どもの数は激増した。

この流行は、もちろん医者の乱暴な診断が問題視される以前に端を発する。微細脳機能不全症候群（minimal brain dysfunction syndrome）が装いを新たにした障害の概念が日本に輸入されたのは、一九九〇年代半ばを過ぎてからの出来事であり、それがたちまち巷間に知れ渡るまでになったのはメディアの力によるところが大きかった。二〇〇〇年半ば以降のさらなる患者数の増大は、治療薬発売にともなう製薬会社のマーケティングによる影響が大きいともいわれる。

ＤＳＭ－Ⅳのチェアパーソンであったアレン・フランセスは、彼の編纂によるこのマニュアルが、三つの新たな流行を「はからずも」引き起こしたと述べ、そのうちのひとつにＡＤＨＤをあげた。ＤＳＭ－Ⅳ発行の前と後で、ＡＤＨＤの有病率は三倍にもなったそうだが、その背景にはＤＳＭ上の記述の改訂、メディアの報道、製薬企業の宣伝、親や教師の圧力、精神刺激薬の処方の乱発などがあったと分析している[3]。同じことが、わが国でも後追いで起きているといってよいだろう。

私は、親が「うちの子ADHDでは……」と心配して診察室に連れてきた子どもを見るにつけ、いまの世の中は子どもたちにとっても住みづらくなっているんだなあと感じ、同情の念を禁じえない。実際に診断がつこうがつくまいが同じである。

子どもたちは、診察室の中をうろつき回る、机の上の物をかまわずいじる、短く刈った医者の頭を触る、床に寝転ぶ、かと思えば跳ねる、跳ねながら歌う、話しかけても返事をしない、あるいは見当違いの話を始める、嬉しそうに電車の話をする……。

こうした様子を、一つひとつ拾い上げ、発達障害の症状として記述することは可能である。しかし、医者の眼鏡をはずせば、彼らは子どもらしい子どもに見える。親の話を聞けば苦労はわかるし、学校の教師たちが手を焼くのもわかるが、大きくなるまで少しぐらい待ってやれないものかと思う。

かつてのやんちゃ坊主だのきかん坊だのが、「子どもらしい」とみてもらえず「脳に障害があるらしい」と疑われてしまうのは、逆にみれば、それだけ子どもらしい子どもが珍しくなったということなのか。それとも、大人しい子どもが増えたぶん、彼らが悪目立ちしてしまうのだろうか。

またべつの視点からみると、世の中が全体に不寛容になってきたことも、腕白どもには不利に働いているのではないか。なにしろ、公園で遊ぶ子どもの声がうるさいと役所に苦情を言ったり、近隣に保育園ができるのに反対したりする輩がいるというのである。小さな子どもをもつ親たちは、神経質にならざるをえないだろう。

子どもたちは、ただでさえ日ごろから静かにしなさい、いい子でいなさいと言われているのに、さらにあちこちから外圧が加えられるようになる。あげく、その要求に応えられる段階に達していない子は、発達上の問題を問われるハメになる……。

以上は、いずれも私の推論に過ぎない。だが、ADHDの流行という現象ひとつをみても、子どもを取り巻く状況が世紀を跨いで大きく変化してきたことは確かだ。それにつれて子どもが変わったのか、大人たちの子どもを見る目が変化したのか、これもまた判断の難しいところである。

子どもへのまなざしと「子ども時代」

この文章の初めに、私は「子どもたちは変わったか」という問い自体に抵抗する姿勢を示した。その後の論調からもわかるとおり、私の中には子どもがそう簡単に変わってたまるものかという思いがある。いっぽうで、これだけ世の中が変わってきているのだから、子どもだって変わるだろうという思いもある。

どちらにしても、物差しにしているのは、私自身の子ども時代をベースにしたイメージだ。

社会学者なら統計を物差しにするのだろうが、個人のイメージがデータの読み方を左右する可能性もなくはない。

フランスの精神科医、ギィ・ブノワとジャン＝ピエール・クランは、児童精神医学の歴史を紐解きながら、その原理原則が一般精神医学ではなく「子ども時代」に関する考え方や理論に由来していると主張した[4]。そして、次のように述べる。

子どもは、「子ども時代」に、フィクションを人格化する役割を担い、われわれ大人はそのフィクションの中に、希望や郷愁、さらにはそうした感情を綯い交ぜにして持ち込んでいる。

「子ども時代」という考えには、つねにわれわれ大人の転移が見られる。それを認めたとき、子どもの問題がわれわれの問題ともなるのである。

これらの言葉に耳を貸すなら、「子どもたちは変わったか」という設問をめぐって検証すべきは、上述した子どもに向ける大人たちのまなざしに加え、われわれ自身の感情ということになる。

ＡＤＨＤの考え方に抗う私の気持ちの底には、遠く過ぎ去った子ども時代へ寄せる郷愁がある。クラスの陽気な乱暴者や、教師にゲンコツをくらう学友や、廊下に立たされる生徒たちのいる懐かしい風景。あるいは、いまは姿を見なくなった「不良少年」への憧れ。

いっぽう、子どもたちの変化を認めようとする気持ちは、成長していく子どもの姿に希望や理想を重ねようとするこころの動きから生じるものだろう。日々成長しつつある存在、可能性に向けて開かれた存在に、果たせなかった夢やありえたかもしれない違う人生を見たいのかもしれない。

表題の問いに戻れば、子どもがどう変わったかは切り口によっていかようにも答えられるだろうが、臨床に携わるわれわれに言えることは、おそらく個人的印象の域を出るまい。それよりも面白い問いかけがあるとしたら、それは次のようなものかと思う。すなわち……

「あなたは子どもが変わったと思いたいですか、思いたくないですか？　それはなぜですか？」

[1] 土井隆義『非行少年の消滅―個性神話と少年犯罪』信山社出版、二〇〇三年
[2]『平成二八年版犯罪白書』法務省、二〇一六年
[3] アレン・フランセス（青木創訳）『正常を救え―精神医学を混乱させるDSM‐5への警告』講談社、二〇一三年
[4] ギィ・ブノワ、ジャン＝ピエール・クラン（阿部惠一郎訳）『児童精神医学―歴史と特徴』白水社、二〇一三年

11 愛より強く――摂食障害を通して見る母と娘

「わたしのママになってよ。お願いだから」

カレン・カーペンターは、心理療法の時間に母親のアグネスに向かってこう言ったという。すすり泣きながら[1]。

名声よりも富よりも、娘がみずからの命に替えても手に入れたかったものは、ただ母親の愛だった……などといっては陳腐すぎよう。事実はきっともっと複雑である。いや、この私に事実など知りようもないのだが、摂食障害の臨床に携わっていればそれくらい想像はつく。

周知のように、カーペンターズのボーカリスト、カレン・カーペンターは摂食障害で命を落とした。一九八三年のことである。私が医学部を卒業したのも同じ年であった。八〇年代、摂食障害、とくに拒食症（神経性やせ症）は、日本でもすでにめずらしい病気ではなかった。児童期・青年期の精神医療の現場ではなおさらである。私も学部を出て五年めあたりから患者を診ることになり、以来ずっと摂食障害とのつきあいが続いている。

これまでけっこうな数のケースを経験したが、この病気に関してはいまだに素朴な疑問が解けずにいる。たとえば、疑問その一、どうしてそんなに食べたいのか。疑問その二、どうしてそんなにキレイになりたいのか。理屈はいろいろつけられるだろうが、というか実際つけられているし私も頭では理解しているつもりだが、腹の底ではよくわかっていない。

そして、母と娘の関係についていえば、疑問その三、どうしてそんなにお互いのことが気になるのか。これも、摂食障害の娘と母親を見ていていつも思うことである。

わからないのは、そもそも摂食書害が女の病気であり私が男であるせいなのか。はじめの二つの疑問は、ともに身体性にかかわるものだ。三つめの疑問にしても、斎藤環の『母は娘の人生を支配する』によれば、母と娘の関係は女性の身体性を共有するがゆえに他の親子関係に比べると特殊なのだというから[2]、結局のところ、カラダが違うのでよくわかりません、男ですから……という話で終わるのだろうか。

「わたしのママになってよ」とカレン・カーペンターは言った。この言葉をそのままとれば、「ママは母親をやってないじゃない。娘のあたしをちゃんと愛してよ。母親として」ということになろう。似たような言葉を私も診察室で何度となく聞いてきた。

患者のこの種の発言から、養育過程における母親の愛情不足といった「母原病」的病因論を引き出し、娘の「育て直し」を治療の骨幹とする考え方が、かつてはあった。いまもあるかもしれない。母親は、治療者から「お母さん、お嬢さんのいうことは、なんでもきいてあげてください」と言われて、そのとおりにしようと努力する。しかし、これは無茶な注文である。

こういう場合、娘が母親に求める「愛」のイメージは、母親の想像しているそれと異なっていることが多い。いや、それ以前に、娘自身、母親になにを求めているのか、自分がなにを得られれば満足するのかがわかっていない。

母親にしてみても、なにしろ目の前にやせ細った病気の娘がいるので、自分のなにがいたらなかったのかもよくわからないまま、とりあえずいうことをきこうとする。しかし、母親が与えようとする「愛」は、もとから娘の欲しがっているものとは違うのだから、いつまでたっても娘の欲望は満たされない。

このとき母親のタイプは、大ざっぱにいって二通りに分かれる。ひとつは、あくまで「わたしが治してやらなければ！」と頑張る母親、もうひとつは、「あんたが治しなさい。お母さんわからないから」と投げ出す母親。前者は、娘を愛してやれないダメな母親……と自責の念をつのらせている。いっぽう後者は、こんなにやってやってるのに親の気持ちがなぜわからない！と相手を責めている。

これに対する娘の態度にも何通りかある。「ママをこんなに困らせて、あたしってなんて悪い子……」と自分を責めるか、「お母さん、ずるい！　お母さんのせいで病気になったのに！」と母親を糾弾するか。なかには「あたしのことはもう放っておいて！」という態度をとる者もいるが、そういう娘であっても、たいていは「でも、いつも気にかけていて」と思っているのだ。

「わたしのママになってよ、わたしのことをちゃんと愛して」と娘は言う。しかし、どういう「ママ」が娘にとって本当のママなのか、どういう「愛」が娘の欲しい愛情なのか、まずそのことが吟味されるべきではないのか。しかし、じゅうぶん吟味されたからといって、それで望みがかなうという保証はない。

くんずほぐれつの母と娘を見ていると、そのやり方では愛は伝わりませんよ、そのやり方では愛を得られませんよ、と言いたくなることがある。というか、実際に言ってもいるのだが、女たちは容易に自分自身のやり方を変えようとしない。

二者間のコミュニケーションにおいて、どちらか一方に一〇〇パーセントの責任が問われるということはありえない。互いに変わる気がないとなると、これはもう相性の問題か、と思ってしまうこともある。

それなら離れたらいいのだが、しかし、この二人の間には、どうしようもなく愛がある。いや、どうしようもない愛があるのか。愛より強く結びついている二人である。

それでも、実際に、母親のもとを離れようと試みる娘もいる。遠くの大学に進学する、就職して独立する、あるいは、結婚して家を出る。そこで世界が広がって自分なりの居場所を見つけてくれればいいが、娘はもとから他人に対しては臆病で自分を開くことが難しい。外での生活はストレスが多い。

もしも娘が神経性大食症であったなら、そんなストレスに一人暮らしの淋しさが加わって、過食や嘔吐が頻回になるところだろう。心身をすり減らし、過食と嘔吐に毎日何時間も費やすようになり、やがて生活は立ち行かなくなる。そうなると、母親が応援にかけつけて世話をやくか、娘のほうが実家に戻るかである。どちらにしろ、娘は母親のもとに引き戻される結果になる。

結婚していればさすがに滅多なことでは……と思うかもしれないが、意外にそうでもない。そもそもが家を逃げ出すことが目的の結婚だったりすると、遠からず破綻する危険はあるし、もともと夫婦の絆より母娘のそれのほうが太いのだから、新しい生活はどっちみち長くはもたない。

なかには、夫と子どもを連れて家族丸ごと実家に戻り、親がかりの生活を選ぶ娘もいる。表向きは二世帯住宅を建てて同居する形だが、家の中では当然、母と娘のバトルが再燃する。

これは親に経済力のある家でないと起こりえないことだが、摂食障害自体が豊かな時代の病であることを考えると、こうした現象も時代の産物かと思う。娘があたりまえにヨメに出ていた時代には、考えられなかった話だろう。

斎藤環が、前出の著書を出版したときのことである。なんと、萩尾望都を相手に対談するというので聞きに行った。

モーさま（かつてのファンはこう呼んだはず）のご母堂は、「一年三六五日あるうちの、三六五日怒っている」「活火山のような人」だったそうである[3]。娘は叱られるばかりで褒められたことがない。漫画家として成功してからも評価はいっこうにあがらず、名だたる漫画賞を受賞しても、母のほうは「ヘソ出しコンテストで優勝したぐらいにしか思ってなかった」という。

娘は、自分の生き方を母親から全否定されながら、いままでやってきたわけだが、それでも「親孝行しなきゃ」と思っている。フロアからもどうしてかと質問が出たが、それに対してモーさまは「生まれたときからそこにいて、『おかあさん』と呼べる人はこの人しかいないから」というような答え方をしてた。

斎藤環は、母と娘の特殊な関係をつくっているのは、先の「身体性」に加えてもうひとつ、娘の側の言われなき「罪悪感」だといっている。稀代の少女漫画家とその母をつないでいるのも、この種の感覚なのだろうか。

この話を聞いて私は自分の姉の言葉を思い出した。母のアルツハイマー病がわかったとき、姉は従妹を相手に「オトシマエつける前にボケられちゃったわよ、まったく……」とぼやいたそうだ。この話は従妹から聞かされた。私の前では絶対に言いそうにないセリフである。「オトシマエ」も一種の負債であろう。借りを返さなきゃ、という感覚である。言ってることは全然違うが、根っこにある気持ちは姉もモーさまと同じなのではないか。

摂食障害を続ける女性たちは、「このまま病気が治ったら帳面が合わないわ」とでも感じているかのようだ。彼女たちは母親に貸しがあると思っているかもしれないが、そうではなくて、じつは借りがあるのだと考えてみてはどうだろう。

だとすれば、返してもらうことではなく、返すことを考えるのが正解ということになる。「親孝行をする」のであれ、「オトシマエをつける」のであれ、その方向にアクションを起こすことが、快復へ向かう第一歩になるのではなかろうか。

[1] レイ・コールマン(安藤由紀子、小林理子訳)『カレン・カーペンター——栄光と悲劇の物語』福武書店、一九九五年

[2] 斎藤環『母は娘の人生を支配する——なぜ「母殺し」は難しいのか』日本放送出版協会、二〇〇八年

[3] 斎藤環、萩尾望都「少女まんがと『母殺し』の問題」『ユリイカ』四〇巻一四号、五〇—六二頁、二〇〇八年

12 母を背負う息子たち——認知症の母と生きる

1

昭和の文豪、井上靖には、高齢になった母が耄碌して死にいたるまでを描いた作品がある。本人いわく「小説とも随筆ともつかぬ形」で綴ったというから、私小説と呼んでもいいかもしれない。

『花の下』『月の光』『雪の面』と題された母親三部作は、雑誌「群像」に昭和三九年、四四年、四九年と、ちょうど五年おきに発表された。これらは『わが母の記』というタイトルの一冊にまとめられている[1]。

『わが母の記』は、二〇一一年に同じタイトルで映画化された。テレビのCMで、役所広司が樹木希林を背負って波打ち際を歩くシーンが流れるのを見たとき、これは私の知っているあの話ではないと直感した。なので、映画を見ようという気にはならなかった。

原作に登場する母と息子の関係は、こんなにベタベタしたものではない。たとえば、『雪の面』に描かれた母と息子の別れのシーンはどうだ。郷里の伊豆に住む母を訪ねた作家が、東京に戻る日の朝のひとこまである。

十時にくるまが来た。

「じゃ、おばあちゃんも元気で」

私が言うと、

「もうお帰りですか」

母は玄関まで送って来た。土間に降りようとしたので留めると、

「では、ここで」

と母は言って、玄関の上り框の上に立っていた。くるまに乗る時、母の方へ目を遣ると、母はこちらに顔を向けたまま、両手で襟を合せていた。一生懸命に襟を合せているといった、そんな仕種に見えた。着物の乱れを直して送ろうと思っていたのであろう。これが私が見た母の最後の姿であった。

年譜に照らすと、これは昭和四八年の九月の出来事であり、この約二カ月後に母親は亡くなっている。享年八九。耄碌し始めてから、すでに一五年以上が経過していた。ちなみに、井上靖が母を失ったのは、六六歳のときである。

右に引用した部分だけではよくわからないだろうが、いまが何月か、自分が見送っている相手が誰かさえ、母親の脳は正しく認知できていない。それでも、ここには、息子に対しても礼節を失わない明治の女がいる。母親の威厳のようなものも漂っている。それでいて、本人は身なりに神経が届いているか自信の持てないふうでもある。

その姿を離れた距離から目に収める息子。この距離と視線が、二人の関係を象徴しているように思う。だとすると、先の映画CMの映像は、私にはありえないものなのである。この誇り高い母親は、浜辺に立つことはあっても、息子に自分を背負わせるまねはしないであろう。息子のほうも、そのように戯れることを好まないだろう。

かといって、この親子の関係が冷めたものであったかといえば、そうではない。息子は四人兄弟の長男で、下に弟と二人の妹がいる。作家として成功しているし、もとが代々続いた医家の出身であるから、金には困らない。それでも、母親の介護を人手に任すことなく、兄妹で相談、協力しながら、よくめんどうをみている。

もっとも、介護の担い手は、妹や妻、娘と家族のうちでも、もっぱら女性であって、長男がみずから世話をやくことはなかったようである。これは、彼の社会的身分からしても、時代背景からしても許されることであろう。母親は、はじめは東京に住む独り身の娘の世話になったが、最後は郷里の家を預かる娘夫婦のもとで息をひきとった。

小柄な体ながら、すこぶる丈夫だった母。ただ脳の機能だけがじわじわと衰えていく。記銘力、記憶力が低下し、見当識があやしくなり、夜間の徘徊やせん妄が出現する。井上靖は、約一〇年の間、その様子を見ながら母の変化と家族の歴史を綴った。作家の目は人間の老いを見つめて冷徹であるが、詩人の心は美しく気高い母親のイメージを追い続けている。

2

周知のように、井上靖は複雑な家庭環境のもとに育っている。幼い頃に親きょうだいと離れ、尋常高等小学校の六年生まで血のつながりのない老女と二人で暮らした。この少年時代を自伝風に書いたのが『しろばんば』だ[2]。時代は大正のはじめ、舞台は伊豆湯ヶ島である。

母親代わりのおぬい婆さんは曾祖父の妾だった人だ。戸籍上は母の養母にあたる。だから、靖には母方に二人の祖母がいることになる。おぬいが井上家の戸籍に入ったのは曾祖父の遺言によるというが、そんな勝手なことをされて正妻やその子どもたちが面白いはずがない。おぬいのほうにしてみれば、立場も悪ければ肩身も狭い。

そのおぬいのもとに靖が預けられたのは彼が三歳のとき。母親が妹を出産するため里帰りした際、一時のあいだ子を養母に託したのだ。おぬいにとって、靖は懐に転がり込んだ宝物であった。亡き旦那への想いからか身寄りのない淋しさからか、はたまた自分の不利な立場を守るためか、おぬいは靖を溺愛する。

本当の腹の内はわからないが、おぬい婆さんの愛は本物であったのだろう。可愛がられた幼児は彼女によく懐き、両親の元に戻るのを嫌った。親も親で、下に生まれてくる子どもに手がかかる時期であったし、嫌がる長男を無理に引き取ることはしなかった。こうして、二人の土蔵暮らしは、おぬいが鬼籍に入るまで続いたのである。

おぬい婆さんの死後、靖はいったん両親のもとに戻ったが、中学に上がると間もなくふたたび親元を離れることになった。それからは、親戚宅に寄宿したり学寮に入ったりで、ほとんど家族と暮らしていない。

中学生で文学に目覚めてから、未来の文豪は青春の彷徨を続ける。高校受験にも大学受験にも失敗して、そのたびに浪人。医学部をあきらめ九州帝国大学英文科に進むが、そこもやがて中退。再入学した京都帝国大学を卒業する頃には三〇歳に手が届こうとしていた。

この間、二度ほど軍隊に応召されてもいるが、わずかの期間で除隊になった。二〇歳前後は詩作に没頭していたようだが、二〇代半ばから小説を書き始め、大学在学中に何度も懸賞金を手にしている。大学を出た年に毎日新聞社に入社、四三歳で芥川賞を受賞したときはまだ社員であった。その翌年に退社し本格的な作家活動に入る。

おぬい婆さんとの生活に不満はなかったとはいえ、母と息子の空白の年月は二人の間に生涯埋めえぬ距離を作ったかもしれない。そのことに息子の後悔はなかったか。あるいは、幼い頃に母の元へ戻らなかったり、医者になって家を継がなかったりしたことはどうか。母に対する裏切りの感情を生みはしなかったか。

『雪の面』には、兄妹どうし、自分たちを忘れてしまった母について語り合う場面がある。母は生涯のどこかの時点で、それぞれの子どもに「斜めに線を引いた」のだろうと。ちょうど名簿の名前を消すように。母が惚けなければそのままだったが、惚けたために自分たちは忘れられてしまったのだ、と。ここで長男は、自分が線を引かれたのは、結婚したときか新聞記者になったときだろうと発言している。

最後に母を郷里に訪ねたときの印象は、次のようなものであった。

「すでに舞台の照明は消え、あらゆるきらびやかな道具立ては闇に呑み込まれてしまっている。長い生涯の伴侶だった夫も失い、二人の息子も、二人の娘も失ってしまっている。弟妹も、親戚の者たちも、知人も、親しかった人々も、みな失ってしまっている。失ったのではなく棄ててしまったのかも知れない」

その二カ月後、荼毘に付され骨になった母を抱いて、六六歳の作家はこう思った。

「母は長く烈しい闘いをひとりで闘い、闘い終って、いま何個かの骨片になってしまった」

3

一部の漫画ファンにカルト的人気を博すひさうちみちおは、母親の介護に題材を得て『精G—母と子の絆』を描いた。平成一六年から三年間にわたり雑誌に連載された本作は、一冊の単行本になって青林工藝舎から刊行された[3]。

私もひさうちのデビュー当時からの熱心な読者であるが、今世紀に入ってから、ひさしく新作を目にすることがなかった。だから、このピンク色の表紙を本屋の棚に見つけたときには胸が高鳴った。しかも、よりによって介護漫画を⁉ エロ劇画界の革命児と謳われた、あの、ひさうちみちおが！

巻末に載った同業者の林静一との対談を読むと、実体験をもとに描かれた作品だとわかるが、これは最近流行のコミック・エッセイなどとは明らかに一線を画するものである。この作家ならではの卓抜な想像力、構成力、画力によって、エロスとサスペンス溢れるフィクションに仕上がっている。

主人公はライターを生業にする五〇代の男で、「精G」というのは、彼が高校生のときにつけられたあだ名だという。物語は、精Gが、朝のめまいを主訴に病院を受診するところから始まる。担当の若い女医によからぬ妄想を抱いて通院するうち、症状は自然に消えてしまう。五〇歳を過ぎ、こんなふうに「体のいろんなところにガタが出はじめた」頃、姉から母がボケたと聞かされる。

半信半疑の精Gだったが、脚を骨折して入院した母に付き添ったのを契機に、その実態を知ることになる。退院後も、母は家の隣の薬屋に被害妄想を抱き、そこの主人が「願かけとるさかい」自分の脚が治らないと言い始める。息子は、そんな母のために、神社で御守や清めの砂などをもらってきてやるのだが、当然のことながら、なんの効果もなかった。

精Gの両親は、もともと不仲であった。父親は、商売にかまけて母親をないがしろにした。喧嘩になると暴力におよぶこともあった。母親は、子どもたちに、父親に対する恨みを吹き込んだ。二人の姉弟は、そんな親たちに否定的だったが、姉は、結婚して子どもができると、両親と同居し夫婦で家業を手伝うようになった。反対に、弟の精Gは実家に寄りつかず、妻と二人で気楽に暮らしていた。

だが、母の入院以来、両親との接点が増えていく。精Gは、退院後も母親の通院に付き添い、診察の長い待ち時間に、母の生い立ち、父との結婚のいきさつなど身の上話を聞いた。そして、退院半年後、ついに母を自宅に引き取ることになる。被害妄想がいっこうに治まる気配がなく、母のほうから「あんたとこ置いてくれへんか」と希望が出たからだ。

精Gには、若い頃から家を離れ、ひとりで好きにやってきたという負い目があった。お父ちゃんが死んだら自分がめんどうみてやると言ってきた手前、母の申し出は断れなかった。妻にも賛成してもらえたし、引き取ると決めてからは、かえって気が楽になった。

しかし、それも束の間……であった。母も初めのうちこそ機嫌よくしていたが、転地したところで妄想が消えるはずもなく、父親への恨みはますますエスカレートしていった。あげくのはてに、くだんの薬屋の娘と父親が浮気をしているという妄想を抱く。毎日のように自宅のほうに電話をかけ、父を相手に怨み言を繰り返す母。さすがの精Gも声を荒げることがたびたびとなった。

精Gは、母に対して、つねに批判的な目を向けている。彼女が戦後の日本人のネガティブな一面を体現しているように見えたからである。それはすなわち、「自分さえ良ければ良いとゆう日本人。他人のことを全然考えない日本人。権威や名前に弱い日本人。カネが中心の日本人」の姿だ。

それでも息子は、母親の手を引いて散歩に出たり、病院に通ったりすることをやめない。それは、先に述べたように、親に対する負い目からでもあろうが、それよりもっと強い力が働いていたようにも思える。

『精G』は、じつは、母と息子の性的関係をテーマにした物語である。主人公は、青年の頃、母親に犯される夢を繰り返し見ている。また、両親のセックスを目撃してもいる。さらに、母親の介護にあたりながら、彼はフーゾク通いを欠かさない。いや、年老いた母を介護するがゆえに、若い女の肌を必要とするのだ。

この作品では、ロットリングによる均質な線と点描を駆使して描かれた女性の裸体が、性行為におよぶあられもない姿が、いたるところに登場する。主人公の、というのは作者のということだが、ファンタジーはエロでいっぱいである。冒頭の女医のくだりからして、すでにそうであった。病院における診察さえも、その手のプレイに重ねずにはいられない。

精Gは、近親相姦のタブーに触れるのを恐れて、強迫的にフーゾクに走るのだろうか。そういう見方をすれば、この漫画はきわめてフロイト的である。つまり、精Gは初めから母親に呑み込まれているのだ。彼が母の手を引くのは表向き親孝行に見えるが、母の性的呪縛から逃れられていないためというのが真相であろう。

物語の終盤、息子のところも居心地が悪くなった母親が家を出たいと言い出す。渡りに船とばかり、精Gは高齢者住宅に部屋を探し母を入居させた。それから、一年半ほどが経ち、父が死んだ。母はといえば、歩行が困難であることを除き「いたって元気である」という。

4

息子たちにとって、その日は突然訪れる。母親がボケたと知らされたときから、葛藤の日々が始まる。

ボケていく母のめんどうをみるのは、病気の親をみるのとはひと味違う体験である。病気に苦しむ親の姿を見るのも、その最期を看取るのも、それはそれでつらかろう。しかし、その苦労や苦悩は、ある意味わかりやすいし想像しやすい。

いっぽう、少しずつ記憶を失っていく親、あるいは妄想を抱き家族に呪詛の言葉を吐き続ける親は、みているこちら側の精神にも揺さぶりをかけてくる。親の記憶から自分の存在が消えていく淋しさ、親がグロテスクな感情を表出したときの戦慄。これらを受け入れるには時間がかかるし、知性によって感情をなだめる作業が必要だ。

井上靖は、こう書いた。

「母は消しゴムで己が歩んできた人生の長い線をその一端から消して行くように消して行ったのかも知れない。勿論母は自分で意識してそうしたのではなく、消しゴムを握っているのは老いである。老いというどうにもならぬものである」

また、ひさうちみちおは、椅子に腰掛ける母の背後から天井に向けて大きく膨れあがった影のような化け物を描き、その絵の横に次のキャプションを入れた。

「母も楽しくて父を中傷するのではない。心の中に巣くった憎悪が妄想によって得体の知れぬ怪物に成長した。恨めば恨むほど肥え太っていく怪物が母をあやつっている」

息子たちは、けっして喜んで母親のめんどうをみるわけではない。そこにはつねに葛藤がある。母性への憧れと母に対するどこか後ろめたい感情。女性に対する恐れと性の衝動。こうした複雑な内実を抱える以上、息子たちの母親介護は「親孝行」の美談ですまされない。それはどうしても、「親孝行プレイ」の形をとらざるを得ないだろう。

井上靖の母親は長寿だった。昭和五〇年頃の女性の平均寿命は約七七歳だから、それよりも一〇年以上長く生きたことになる。ところが、二〇一八年の統計によると、右の数字は約八七・三二歳。つまり、いまや女性はみな、井上さんちのおばあちゃん程度に長生きするようになったということだ。

私たちは、現在、ひさうちみちおと同じ時代を生きている。「親孝行したいときには親はなし」の時代もいまは昔。高齢化社会では親はみな長生きである。いまや「親孝行すんだつもりが親はあり」、あるいは、「親孝行終わるあてなく親は生き」という時代がやってきたのだ。向かうも良し、逃げるも良し。だが、どちらにせよ、息子たちには覚悟が求められている。

[1]井上靖『わが母の記』講談社文庫、二〇一二年
[2]山井上靖『しろばんば』新潮文庫、一九六五年
[3]ひさうちみちお『精G～母と子の絆』青林工藝舎、二〇〇七年

診察室を出て考える

13 オープンダイアローグ・ワークショップ体験記

オープン・ザ・ワークショップ！

友人の斎藤環（敬称略）が、あんまり良い良いと言うものだから、遅まきながら勉強を始めたオープンダイアローグ。本拠地フィンランドからヤーコ・セイックラ教授とトム・アーンキル教授の両巨頭を招聘してワークショップが開かれると聞き、めったに休診にすることのない土曜日をあらかじめ休みにし、大枚五万円を指定の口座に振り込んで、早々に参加の申し込みをすませた。

私をここまでその気にさせたのは、斎藤の熱の入れようもさることながら、彼の著書『オープンダイアローグとは何か』を読んで[1]、この方法に興味が湧いたからである。私の感想を一言でいうなら、「こんなことが本当にできるなら、こっちのほうがいいに決まっている!」だった。

オープンダイアローグは、患者(という名称がもはや不適切に感じられるが、本文では「仮称」ということにして先に進む)と医師が診察室で一対一で向きあうのではなく、患者側、治療者側の双方から複数の人間が寄り集まってみんなで話をする。しかも、その場所は原則的に患者の家、生活の場だ。

主役はもちろん患者本人だが、発言に際しては、参加メンバーすべての立場は公平である。ミーティングに最初からテーマを設けることはせず、対策を立てることすら目的にしない。代わりに、メンバーそれぞれの言葉から多様な表現が生まれることを期待し、最終的に患者の苦しみの意味を全員で探り当てることをめざす。

人が精神を病むのは、時代の運命に翻弄されたり、個人的にひどい目に遭ったり、脳に不具合が生じたりと、さまざまな事情によるだろうが、そういう状況に置かれたとき、自分の頭がおかしくなったせいだと考える者は少ない。気が狂ったか!?ぐらいの疑いはもつかもしれないが、たいていは不安と恐怖のうちにそれを否定するだろう。変化したのは世界のほうであり、周囲の人々はなにかを企んでおり、自分は貶められている、なぜ自分ばかりがこんな目に……と、孤立はどんどん深まる。

たとえ病気にならないにしても、窮地に立つと人は孤独を抱えやすいし、そのことがまた個人を窮地に追いやる。そんなとき誰かがそばにいてくれて、なにくれとなく気にかけてくれたり話を聴いてくれたりしたら、救われる思いがするだろう。もちろん、それが鬱陶しく感じられるときもあるだろうが、そのときはそっとしておいてもらえる。そして、その人は明日も来てくれる。明後日も、その翌日も……。

もしも、こんなふうに手を差し伸べてもらえたら助かるではないか。わけもわからぬうちに病院に連れて行かれ、注射をうたれ、鍵のかかる部屋に閉じ込められてしまうより一〇〇倍も一〇〇〇倍もよい。そして、かの地では、実際にそんな夢の治療が行われているというのだ。ならば、本場の話を、しかもオープンダイアローグの生みの親たるセイックラ氏と彼の盟友アーンキル氏から聞けるという、このチャンスを逃す手はない。

二〇一六年五月一三日、金曜日の診療も一時間早めに切り上げ、渋谷の会場へと急いだ。道玄坂の古いビルの六階にあるホール。正面の一番前の席に陣取り、配布された妙にオシャレな作りのテキストをパラパラめくりながら開始時間の一八時を待つ。そのあいだにホールはほぼ満員になった。二〇〇名定員のところに、二五〇名の応募があったとかなかったとか。

そうこうするうちに、斎藤環に続いてセイックラ氏とアーンキル氏の二人の講師が入場してきた。アリ・カウリスマキの映画でしか見たことのなかったフィンランド人が実物大で登場だ。二人とも長身で姿勢もよく全体的に静かな佇まい。ただ、スクリーンテストをしたら、長髪に顎髭を蓄えたアーンキル氏のほうがカメラ映りはいいかもしれない。

「ポリフォニー」なるものの理解

初日の夜の講義は、おもにオープンダイアローグの思想や成り立ち、間主観性や身体性に関する話だった。二人の教授はつねに壇上にいて講義の内容によってバトンタッチする。三日間ともそんなスタイルだった。

初日は、仕事の疲れのせいか高揚した気分のせいか、あるいは講師の英語と通訳の日本語を交互に聞かされるせいか、私の脳はうまいこと働かず講義についていけなかったように思う。それでも、以前から気になっていた「(社交ネットワークの)ポリフォニー」については理解の糸口をつかんだ気がするので、そのことを書いておこう。

図13-1は、「水平方向の(horizontal)ポリフォニー」と「垂直方向の(vertical)ポリフォニー」を同時に示したものである。当日見せられたスライドの中の一枚を大胆に翻案した。ちなみに、オリジナルの図は当日配布されたテキストには何枚か載っているが、先の斎藤環の著書にも、高木俊介氏による訳書『オープンダイアローグ』にも出てこない[2]。

見てわかるとおり、大きな楕円はミーティングの場、ダイアローグが交わされている場を表す。中にあるいくつもの小さな楕円が、そのときそこにいるメンバーだ。そして、楕円の外に

図13-1 ミーティング場面におけるふたつのポリフォニー

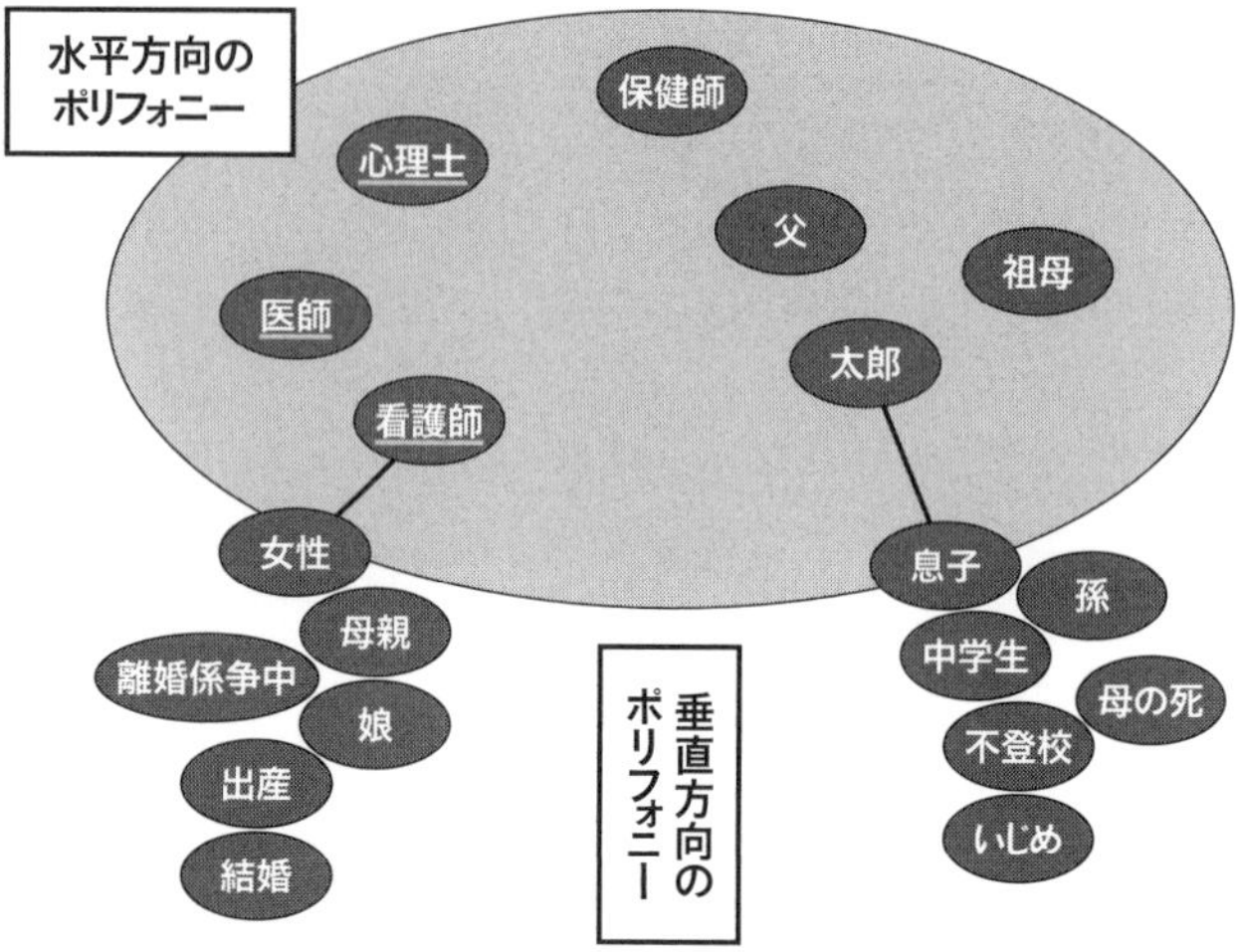

＊下線が治療チームのメンバー

ぶらさがった小さな楕円。これは、各メンバーの一人を取り出し、その人は女性であり母であり看護師であり現在離婚係争中で……というような、個人の属性や経験を書き出したものである。つまり、大きな楕円が「水平方向」なら、こちらのぶらさがった小さな楕円の連なりが「垂直方向」というわけである。

　私は、オープンダイアローグを知ったときから、「ポリフォニー」なる語に引っかかっていた。同様に「言葉」と別に「声」が好んで使われているのけなぜなのか考えた。

　ポリフォニーとは、もともと音楽用語であって、ギリシア語で〝多〟を意味するポリュスpolysと〝音〟を意味するフォノスphonosに由来するという。しかし、私がこの言葉を知ったのは、チェーホフについて書かれた論評によってであった。大昔のことなので出典は忘れてしまったが、舞台では登場人物の台詞が「ポリフォニック」に響きあい云々、というような文章だった。

そんなことを思い出しつつ、先ほどの図に戻ると、大きな楕円は舞台、小さな楕円は役者に見えてくる。そこで起きることは、きっと演劇に似た何かであるに違いない。間主観性（人と人とのあいだ）、身体性や声が強調されるのも、演劇と多くの共通点をもつからではなかろうか。

オープンダイアローグにおけるミーティングでは、参加メンバーの「声」が自由に交わされることが重要であり、治療チームはそのための「場」を作る。これが水平方向のポリフォニーの場、人々の声がポリフォニックに響きあう舞台にあたる。

また、そこに居あわせる人々は、それぞれの日常の中でさまざまな「役」を負っている。男であり女であり、父であり息子であり、夫であり妻である。会社員であり、教員であり、看護師である。そして、さまざまな場所でさまざまな経験を重ね生きている。だから、個人の身体からも多くの「声」が溢れてくるのであり、そこに新しい意味が生まれる可能性もある。これが垂直方向のポリフォニー、役者の身体とそこに詰め込まれた時間と声にあたる。

チェーホフの劇においては、複数の人々の声、言葉がポリフォニックに響きあうことによって一つひとつの場面が構成され、最後に大きなひとつの物語ができあがる。そのとき初めて、私たちは物語を生きる人物を見ることができる。オープンダイアローグの場においても、ちょうどそのように、私たちは互いの生に触れあうことができるのだと思う。

会場で起きたドラマと「未来語りのダイアローグ」

二日めの午前中は、セイックラ教授によるオープンダイアローグの歴史やミーティングの進め方についての講義。終了間際に参加者に質問や意見が求められ、都内の精神科病院に勤める男性から発言があった。

——自分は、患者が半ば強制的に閉鎖病棟に入院させられ、薬で鎮静され、ときにはベッド上に抑制される様子を日常的に目にしながら働いているが、そうしたやり方に疑問を感じ毎日がとても不安である。そこで、オープンダイアローグに救いを求め、五万円を投じてこのワークショップに参加した……。

だいたいこのような内容だったと記憶するが、彼の話は、通訳の入る間をとりながらゆっくり話す語り口に味があり、自虐ネタも効いていて会場の笑いを誘った。ご本人は笑いごとじゃないんだよと嘆いていたし、笑いごとですまないことは私たちにもわかっていたが、続いてマイクを握った女性の発言で、それがさらに明らかになった。

彼女には精神病の娘がいて、これまで長きにわたり治療を受けてきたが、病気はちっともよくならないという。本人も家族も病院ではさんざんイヤな目に遭ってきた。今日もなにか少しでもよい方法があればと思って、場違いなところと知りつつ足を運んできたのに、なんですか、あなたたちはヘラヘラ笑って……。女性の声は怒りで震えていた。

私は、どうなることかと身をすぼめていたが、次に発言に立った米国人男性のおかげで丸めた背中を伸ばすことができた。

自分は五万円どころか一八万円の飛行機代を使ってＵＳＡからやってきたと、彼は英語で話し出した。この人には前の女性と同じく精神病の息子がいた。子どもが日米の精神科病院でひどい目にあってきたところも共通していた。

「日本語も話せるんですけど……」と、いきなり飛び出た日本語に会場が驚き笑いも漏れて、それまでの緊張がほどけた。「こうしてここに集まった仲間たちと〝不確実性に耐えて〟過ごす時間がきっと豊かなものを生み出してくれるのではないか」。彼のポジティブな発言に私は胸をなで下ろした。

これは、二日めのランチの前に起きた出来事、ちょっとしたドラマだったが、翌日の最終日、ワークショップの大詰めに続編があった。アーンキル教授が病院勤めの彼と病気の娘をもつ彼女を壇上に上げたのだ。

感想を求められた二人は順にマイクを握った。彼は、不安なのは自分だと言うことが思い切りわかった、でも、その不安の中でやれることをやっていくと語った。彼女は、医療者もいろいろ大変なんだとわかった、だから「待ってます」と言った。会場には大きな拍手が湧き起こった。

日本人はハグしちゃいけないのかな？　そう言って、アーンキル氏は二人と順番にハグし、ポケットからプレゼントを取り出した。

「ムーミンだよ」

むむむ、ムーミン！　この演出はズルイ。しかし、イヤではなかった。三日間の体験を通して私のハートもじゅうぶん温まっていたからだろう。私は若い頃に参加したエンカウンター・グループやサイコドラマのセッションを思い出した。心理関係者はともかく、医療関係者、とくに医者にはこういう経験が圧倒的に足りないのではないか。この種の「感動」は若いうちに体験しておいて損はなかろうと思う。

ところで、社会学者であるアーンキル氏が開発した援助技法は「未来語りのダイアローグ anticipation dialogue」（訳は高木の前掲書）と名づけられている。これは、問題を抱えた家族のグループと、その支援にあたる異職種の専門家グループとのミーティングが有意義に行われるよう援助する方法だそうである。二日めの午後に、その講義があった。

ミーティングには、オープンダイアローグと同様、家族側と支援者側から複数名のメンバーが参加するが、これに二名のファシリテーターが加わる。この二名はそのケースにかかわっていない人たちが務める。そうでないと中立性を失い、システムの一員になってしまうからだ。

ファシリテーターは、家族側のメンバーに次のように問いかける。

「一年経って物事はすっかりうまくいくようになりました。さて、質問1、あなたにとってなにがどうよくなりましたか？　なにがいちばんハッピーですか？　質問2、このようなよい展開をもたらしたのは、あなたがなにをしたから？　誰がどんなふうに助けてくれたから？　質問3、『一年前』はなにがあなたを悩ませていましたか？　なにがその悩みを小さくしてくれましたか？」

いっぽうで、専門家側のメンバーにも同じように質問する。

「お聞きになったように、ご家族はとてもうまくいくようになりました。さて、質問1、こんなふうになるまでに、あなたはどんなサポートをしましたか？　誰がどんなふうにあなたを助けてくれましたか？　質問2、前記質問3に同じ」

このような質問に基づいて、めいめいの回答や意見が述べられたのち、メンバーたちは「未来」から還ってきて、協力の仕方と支援プランについて話しあう。具体的に、誰が誰と次になにをするかを決める。

アーンキル氏によると、この方法の優れているところは、みんなが楽観的になれるからプランが立てやすくなるところ、「これならできるだろう」という気持ちを共有できるからプランを実行しやすくなるところだという。その場にいると雰囲気が高揚しているのがわかるともいう。

これはなかなか楽しそうではないか。ちょっと使ってみたい気がする。

そういえば先日、私のところに通院していた子どもが児童相談所の一時預かりになり、その事例検討会に呼ばれたのだが、児相、子ども家庭支援センター、学校、病院などから集まった関係者が、みな自分の職場の事情でものを言い、めいめい頭を抱え、最終的には児相と私で入院先を探すことになって……という経験をした。その場には本人はもちろん家族も呼ばれていない。

こういう場所にこそ、「未来語りのダイアローグ」が求められるのだろうが、いきなり前記のような質問をし始めたら、なにをふざけたことを！と叱られてしまうに違いない。これを現場に持ち込むには、私たちの想像力と実行力が試されることになるだろう。

二つのセッションと私たちのこれから

三日めの目玉は会場の一角で行われるオープンダイアローグの実演であった。午前と午後で一組ずつ、当事者を含む家族が招かれていた。衝立てで区切られた会場の一部で行われるセッションの様子は、オンタイムでスクリーンに映し出された。といっても、家族側のメンバーは写せないから音声だけの出演であり、スクリーンには治療者側が映るだけだ。

一例めは前日にマイクを握って発言した米国男性の息子Aさんとその家族、二例めは両親と三人連れでやってきたBさんの家族を相手に、セイックラ氏と日本人医師が二名ずつ参加して、ミーティングが行われた。

どちらの家族にも斎藤環がすでに治療的にかかわりがあるらしく、彼の顔を午前午後続けてスクリーン上に見ることになった。もう一人の医師は、午前は斎藤の弟子筋にあたる大井雄一君、午後は森川すいめい氏であった。

午前中のセッションでは、機材の不具合から音声が聞き取りにくかったり、携帯電話を介してのやりとりもあって家族関係がわかりにくかったりした。斎藤も午後の部はともかく、午前はカチンコチンに緊張していて、見ている私も肩に力が入ってしまった。

しかし、日本ではまだ誰もやっていないことを公衆の面前でやってのけた彼の蛮勇と、この日の招きに応じてくれた家族の方々のご親切にはこころから敬意を表したい。あとは私たちがここからなにを学び、自分たちの実践にどう生かすかだ。なにしろ、この国の医療現場では、そのまますぐに使える方法ではないのだから。

セイックラ教授の講義によると、ミーティングのファシリテーター（という名称がここでも使われるが）の仕事としては、以下の四つが重要であるという。

①オープンエンドな質問、つまり自由に回答できる聞き方でミーティングを開始する。イエス・ノーで返答するような質問はNG。たとえば、午後のセッションの中では、セイックラ氏は「どんなことから話したいですか？」と尋ね、Bさんはこれに「じゃあ、自己紹介します」と応じていた。

②メンバーの声がきちんと聴かれるように場をつくる。
③専門職どうしで話ができる時間もつくる。これはリフレクティングのことだろう。
④最後にミーティングで決めたことを話して終わる。当日のセッションは実際の治療ではないからなにかを決めることはなかったが、セイックラ氏は自分の感想を述べ患者本人や家族にも「みなさん、いかがでしたか?」と質問を振っていた。
①から④まではいずれも、クリニックで行う個人療法や家族面接にも取り入れられるアイデア、方法だと思った。
セッションの後、会場からもさまざまな感想や意見が出たが、私自身うなずいて聞いたものをランダムに列挙しておこう。いずれもセイックラ氏の態度、発言、方法に関するものである。

——患者の訴えを「症状」として聴かない。「病気」の文脈で聴かない。話をまとめない。聞きたいところは細かいところまで聞く。モノローグに陥りそうなところに質問が入ることでダイアローグになっている。セイックラ氏が(患者の言葉を)解釈せず、自分の意見をズバリと言うのが印象的。「治療臭」がなくて感動! などなど。

さて、私は本文の冒頭に「こっちのほうがいいに決まっている!」と書いたが、それはユーザーにとってだけのことではない。自分自身にとってもである。

ワークショップから三週間後、斎藤環が日本精神神経学会で話したおり、いきなり「そんなあなたにOD!」というタイトルのスライドが映し出された。日頃から自分の仕事に疑問を抱いているあなた、そろそろ自分のしていることに嫌気がさしてきたあなた、オープンダイアローグはいかがですか？と、挑発してみせたのだ。そう、だからまさに「こんな私にオープンダイアローグ！」なのである。

当然ながら、オープンダイアローグの導入には、現実的な困難がつきまとうであろう。だが、そんなあたりまえのことをあげつらうよりも、「未来語りのダイアローグ」を学んだ私たちは自分自身にこう問いかけるべきではないか。

「いまから×年経って、オープンダイアローグが日本に普及するようになりました。さて、なにがどうよくなった？　いまなにがいちばんハッピー？　よい結果になったのはなにをしたから？　誰がどんなふうに助けてくれたっけ？　あの頃はなにを悩んでたの？　なにがその悩みを小さくしてくれた？」

この三日間の体験を自分の仕事にどう生かせるか。「待ってます」と言った、あのお母さんの言葉に私たちはどうやって応えたらよいのか。しばらくはそのことを考えてみたいと思う。

[1] 斉藤環『オープンダイアローグとは何か』医学書院二〇一五年

[2] ヤーコ・セイックラ、トム・アーンキル（高木俊介、岡田愛訳）『オープンダイアローグ』日本評論社、二〇一六年

14　聞きかじりオープンダイアローグ——演劇で学ぶ多職種連携

悪い誘惑

「えっちゃん、芝居に出ない？」

特別支援学級の教員として働く悦子さんのもとにこんなメールが舞い込んだのは、二〇一七年の秋口のことだった。メールの主は精神科医ヘンリー、悦子さんが若い頃に所属していた劇団で演出をやっていた男である。本名はもちろん違うが、悦子さんはいつからか芸名のほうで呼ぶようになっていた。

劇団を辞めたあと、悦子さんは結婚して男の子を産んで、小学校の教員免許を取得して職に就いた。夫は売れない役者を続けていたから、自分が稼がねばならない。

初めて赴任した学校は東京東部にある特別支援学級。一年目はてんてこまいだったが、三年目になると多少ゆとりが出てきた。そこにきて昔の芝居仲間からの誘いである。ちょっとばかりこころが動いた。

本番は、翌年三月下旬の土曜日、午後のワンステージのみ。どうやら、学会の演しものらしいが、余興というわけでもなさそうである。ヘンリーのメールによると……


今回の学会のテーマは「不登校再考」。不登校家庭の新しい支援のあり方を探ろうという企画です。（中略）午後のドラマ・プレゼンテーションは、不登校児を抱える家庭を舞台にしたオープンダイアローグ劇。子どもの両親や担任教師らが待つ家に、精神科医と看護師の治療チームが訪れるドラマを上演します。

えっちゃんの役は子どもの担任の先生です。なにしろ学校に来てないし顔もロクに見たことないし、立場上ここにはいるけどアタシ困ったな……みたいな雰囲気で座っててくれればいいです。

子どもと家族の設定はこっちで詰めますが、台本は作りません。上演時間はだいたい四〇分。芝居がはねたら出演者と観客とで意見交換をします。そのときは、えっちゃん先生も遠慮なく思うところを述べてください。

うーむ……。悦子さんは、ちょっと迷ったが、翌日にはＯＫの返事を出した。面白そうだったからである。だけど、「オープンダイアローグ劇」って、なに？

一〇月、冷たい秋風が吹く夜、役者の初顔合わせが行われた。悦子さんは、仕事を終えて急いで職場を出た後、山手線を半周回って恵比寿の駅で降り、ヘンリーのクリニックに向かった。

「やあ、えっちゃん、よく来たね。ビールでいい？」

ヘンリーが受付のカウンター越しにビールの缶を渡してよこす。銘柄はヱビスだった。すでに、メンバーは全員揃っていて、遅れてきた悦子さんをみなで歓待してくれた。

訪問診療を専門に行う「だるまさんクリニック」の院長と、彼と一緒に仕事をする看護師ミキティこと三木さん、ヘンリーのもとで働く臨床心理士ひなさんが順に紹介された。

「それから、えっちゃん、この見るからに胡散臭い男はトッキーと言ってね、そうとう胡散臭いです」

「なんですか、それ。ぜんぜん紹介になってないでしょ」

そう言ってヘンリーが紹介したのは、学会全体の制作を仕切るトッキー。あとからまともに紹介してくれたが、日本にオープンダイアローグの普及をめざす団体の事務局長だそうである。そして、だるま院長とミキティも、じつはそこの会員で、本場フィンランドから講師を招いた研修コースに参加している最中だった。ヘンリーは違うのだろうか。

「うん、オレはこの人たちの話をそばで聞いているだけ。聞きかじり・オープンダイアローグ・ジャパン。ＫＯＤＪ」

彼は嬉しそうに笑って「オープンダイアローグ劇」の構想を語り始めた。

オープンダイアローグ劇とは

「オープンダイアローグっていうのは演劇に似てるのよ」

ヘンリーは自信ありげにこう言うと、スクリーンに一枚のスライドを映して見せた。不登校の太郎君の家に治療者チームが訪れて開いたミーティングを例示したものだ（図14－1）。ここでは、太郎君と両親、担任の先生が相談者側、対する精神科医だるま院長と看護師ミキティが治療者側のメンバーにあたる。

オープンダイアローグのミーティングにおいては、参加メンバーの「声」が自由に交わされることが重要であり、治療チームはそのための「場」を作る。これが「水平方向のポリフォニー」の場、人々の声がポリフォニックに響き合う舞台である。

また、各メンバーは、日常の中でさまざまな「役」を負って生きている。たとえば、太郎君は男子であり、この家の子どもであり、中学生である。いっぽう、訪ねてきたミキティは、女であり母であり看護師である。二人とも、それぞれの場所で、さまざまな経験を重ねながら生きてきた。ほかのメンバーも同様だ。

図14-1 ミーティング場面におけるふたつのポリフォニー

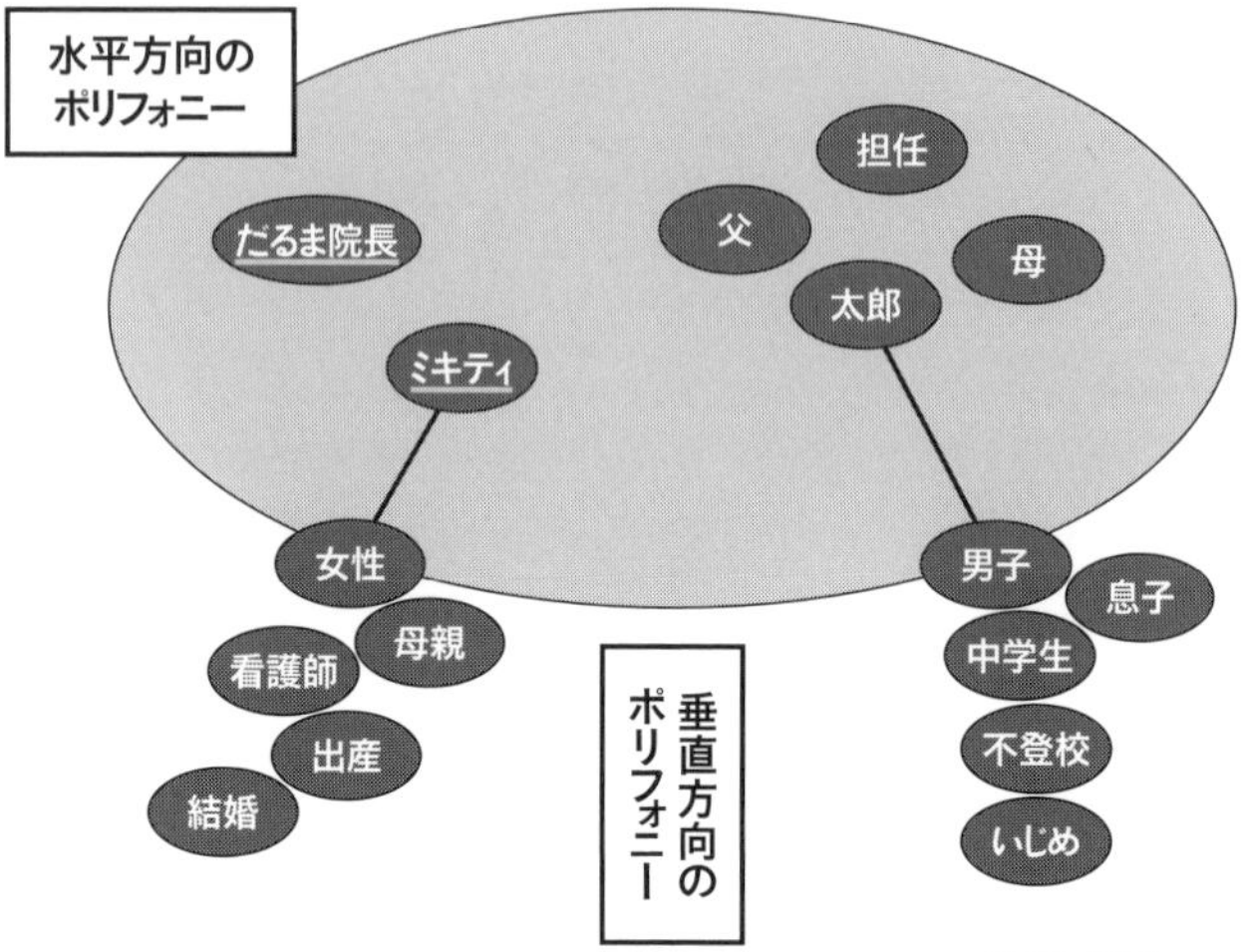

＊下線が治療チームのメンバー

だから、メンバー一人ひとりから多くの「声」が溢れ出てくるのだし、そこに新しい意味や価値を見出すチャンスがある。個人の身体とそこに詰め込まれた時間と声、これが「垂直方向のポリフォニー」だ。

「どうだい、えっちゃん。芝居に似ているだろう、なんとなく」

オープンダイアローグのことも初めて聞くのに、似ているだろうと言われても困る。しかし、言わんとすることはわからなくもない。ほかの人はどうなんだろうか。悦子さんは、隣に座っただるま院長の顔をうかがった。

「センセイは、いつだったか、これはチェーホフだな、チェーホフ！と、コーフンしてらっしゃいましたが、そのあたりをもう少しお聞かせ願えますと……」

この人は、ヘンリーの後輩と聞いていたが、それにしても妙に腰が低い。だいたいこんな振り方をしたら、あとが大変なのに。案の定、先輩のほうは調子に乗ってきた。

「うん、チェーホフの戯曲にはね、物語を先に進めるために書かれた台詞がひとつもない。ここがすごいのよ。登場人物が無駄話ばかりしているのに、ストーリーはちゃんと進んでいくの。複数の人々の声が、まさにポリフォニックに響き合って一場一場が構成され、最後にひとつの大きな物語ができあがる。

オープンダイアローグも、主役は患者、クライアントだけど、参加メンバーの声はみんな等しく尊重されるっていうじゃない。ミーティングも最初からテーマを設けず、対策を立てることすら目的にしない。つまり、治療者側に都合のよいストーリーを作らないってことだよね。似てないか、これ。チェーホフの芝居とオープンダイアローグと、底のほうには作者や治療者の意図が働いてはいるんだろうが、どっちも人物の生理や時間の流れに無理がない。そこがいいんだよ」

それはそれとして……、ヘンリーは言葉をつないだ。今回の学会で実際にオープンダイアローグをやってみせようというのは、この新しい方法のデモンストレーションという意味もあるが、オープンダイアローグと演劇が馴染みがよいという自説を検証する実験でもある。演劇の知と臨床の知の幸福な出会いを仕掛ける魂胆だという。こりゃまた大きく出たもんだ。

「会場は汐留におさえました。一六七席のホールです。センセイの還暦祝いに俺が満席にしてみせますよ」
トッキーが不敵な笑みを浮かべ、手にした缶ビールを一息に飲み干した。

稽古は進む

稽古初日はクリスマス間近の一二月下旬だった。役者たちを集め、ヘンリーがドラマのあらすじを発表した。タイトルは『わたしに話さないで』。どこかで聞いたような、というより狙った感が満載である。

ヤマダ家の次女リエコは、中学二年生の頃から不登校になった。三年生に進級したものの、ここ数週間は自室にこもる日々が続いている。

四月のある夜、長女ユミコが自室で勉学に励んでいると、リビングのほうから、ただならぬ物音がする。ドアを開けそっとのぞいてみると、そこでは妹のリエコが奇抜な衣装とメイクで暴れているではないか！　両親はただうろたえるばかりだ。

リエコはひとしきり暴れると自室にたてこもり、外から声をかけてもまったく応答しなかった。ユミコは、大学のタマキ教授に相談することを思いつき、急いでメールしてみた。すると、教授は親切にもすぐに返信をくれ、訪問診療を行う精神科医を紹介してくれた。とりあえず翌朝そのクリニックに電話することにして、家族はみな疲れて寝た。

翌日、ユミコは早朝からゼミの合宿に出かけたため、母親が電話を入れた。相談の結果、院長みずから看護師を一名連れて訪問してくれることになった。次いで、リエコの担任のイトウ先生にも連絡したところ、その場に同席してくれるという。

その後、母親はパートを休んで一日リエコの様子をうかがったが、やはり応答はなかった。さて、その夜……。

太郎君の話は、やめにしたらしい。それはいいが、登場人物を数えると役者の人数が足りない。どうするのかな？ 悦子さんの疑問に答えるように、ヘンリーが解説を始めた。

舞台に上げるのはここから先に起こる出来事。ここまでは前振りとして、あらかじめ観客に提示し情報を共有しておく。芝居は、母親、担任教師、医師と看護師の待つリビングルームに、時間に遅れた父親が入ってくるところから始める。不登校のリエコは二階の自室に閉じこもっているという設定。

「女子中学生や女子大生をスカウトしてるヒマはないし、この芝居、全員現役！が売りだから。それに、みんな演技はヘタなんだから、せめてリアリティは担保しておかないとね」

だから、リエコと姉のユミコは登場させないと言いたいらしい。それを踏まえ、配役はヘンリーとひなさんが父親と母親、悦子さんは予定どおり担任の先生、だるま院長と三木さんは、そのまんま精神科医と看護師に決まった。当初の予告どおり台本はなし。それでも基本的な設定さえ決まっていれば、治療者チームはいつも仕事でやってることをやればいいわけだから、早い話が即興でも芝居は成立する。稽古の回数も少なくてすむ。

実際に、この先の稽古は本番までに五回と決められた。たった五回？ 劇団当時、毎日毎晩、空が白むまで稽古をしていた悦子さんは戸惑いを覚えた。しかも、年明けの稽古の日には、想定外の出来事が起きた。三木さんが家族でスキーに行って骨折し、本番当日に出演できなくなったというのだ。

しかし、だるま院長が機転を利かし、すぐに代役を見つけた。同じオープンダイアローグの研修に参加している精神保健福祉士の女性みわさんに、白羽の矢を立てたのである。さっそく次の稽古から彼女の参加が決まった。幸運なことに、みわさんにも演劇経験があったので、すぐに今回の企画の趣旨を飲み込んでもらえた。

千秋楽の幕が下りるまで、われわれには予期せぬ事態が待っている。オープンダイアローグにおいては、チーム一丸となって「不確実性に耐える」という原則があるが、それもまた演劇に通じるところだ。そして、なにがあっても初日は必ず訪れる。これだけはハッキリしている。ヘンリーの言葉に、「うまいことをおっしゃる！」と、だるま院長が膝を打った。

幕が下りて

トッキーの宣言どおり、学会当日を前に参加希望者は座席の定数を越えた。午前中のヘンリーの会長講演、スペシャルゲストによる基調講演、午後のドラマ・プレゼンテーション、それに基づくディスカッションとシェアリング……。盛況のうちに学会は幕を閉じた。

うちあげの席は、トッキーが予約してくれたホテルのラウンジバー。そこで悦子さんは共演者たちとたくさん話をした。たとえば、ひなさんの性教育の話題。息子たちが幼稚園の頃、たまたま虫が交尾しているところを目にして、ここぞとばかり切り出したそうである。幼稚園児を相手に、どこをどのようにどこまで話したかは聞き損ねた。

ひなさんにもみわさんにも、じつはもうずいぶん大きな子どもがいるのだが、そうは見えないところがさすが！という気がした。悦子さんは、小学生の息子の顔を思い浮かべながら、二人の先輩お母さんたちの話に熱心に耳を傾け、かつ大いに語った。こういうのもあれかな、垂直方向の……。

また、悦子さんは、今回の企画に参加して、おぼろげながらオープンダイアローグのイメージをつかんだ気がした。ヘンリーの「聞きかじり」の解説はともかく、だるま院長とみわさんの聴く姿勢、二人の間で行われるリフレクティング、場の作り方などには学ぶところが多かった。

今回の芝居のようなこともできたらいいなとは思うが、実際のところ、こういう場所に教員が出向くかといったら、まず行かないだろう。時間的に厳しいし、ヘタに出ていったら自分が責められると考えてしまうから。でも、どういうものかあらかじめわかっていたら、行ってみたいと思うかもしれない。

何回めかの稽古でこんなことがあった。舞台には出演者の数より一人ぶん多く椅子が出ていた。芝居の終盤、だるま院長がその誰も座らない椅子を指し、「もしも、いまここにリエコさんが座っていたら、みなさんはなんと声をかけますか？」と質問を投げかけた。悦子さんは、自分の番が回ってきたので、「学校においでよ、来てほしい、って言うかな」と答えた。

だが、口にしてからすぐに、「学校においで」はないなと思い直した。前の晩に大暴れして部屋に引きこもった子には言えないよな、ふつう……。だが、この発言が非難されたり無視されたりすることはなかった。それどころか、「そうですよね、担任の先生だったらね」と無理なく共感してもらえたのだ。

こういうのってスキルなのかな？　悦子さんは考えた。それとも人柄？　ここに集まった人たちは、みんなキャラが濃いのにもかかわらず、一緒にいると癒されるというか安心できるというか、そんな感じで、毎回の稽古がとても心地よかった。それは、おそらくオープンダイアローグのおかげでもあり、集まったメンバーのおかげでもあるのだろう。

そうか、要するに、安心は関係から生まれるってことなんだな。学校で開かれるケース会議に何度か出たことがあるけど、あそこで思うように発言できなかったのは、経験の乏しい自分がこんなこと言っても相手にされっこないって思っちゃったから。あれは、まわりの人を信用してなかったんだろうな、たぶん。

だけど、言わせてもらえれば、うちの学校の先生たちも教育相談所や子ども家庭支援センターから来た人たちも、与えられた役割の仮面を被って話をしてる感じだったし。みんな自分の立場を守ってものを言っているだけなんだもん。もちろん、生徒も親も不在。せめて親を呼ぼうよって思ったけど。

連携、連携って上のほうの人は言うけど、かけ声だけじゃダメだよね。一緒に仕事をする人どうしの関係作りが先。芝居の稽古みたいに、何度も顔を付き合わせないと、お互いのことはわからない。子どもの指導方針を決めるのも、本人抜きでやっちゃダメなんだよ、本当は。

と、こんなことを考えるうちに、悦子さんは今日の芝居を同僚の先生たちに見せたくなった。ヘンリーにそれを伝えておこうと思ってあたりを見回したら、ご当人は隅のソファーでだらしなく眠りこけていた。つぎの芝居の夢でも見ているのかな……。還暦を迎えたオヤジの寝顔を目にして、悦子さんはちょっとばかり優しい気持ちになった。

15 そして患者になる――ケース・プレゼンテーションの新しい試み

レジェンドからの誘い

ことの起こりは二〇一八年三月に開かれた小さな学会であった。

その仕切りを任された私は、目玉企画にドラマ仕立てのケース・プレゼンテーションを発案した。不登校の中学生のいる家庭に、精神科医と看護師が訪問する筋立ての一幕劇である。役者には、仲間内から精神科医、臨床心理士、精神保健福祉士、小学校教員を集めた。全員現役！が売りの舞台であった。

学会といっても会員は一〇〇人前後、さらに年に一度の学術集会の参加者は例年十数人というありさま。客が少なくては面白くない。そこで、私たちは最初から一般参加者の動員を狙い、結果、当日は満員札止めになった。

その日参加した数少ない学会員の中に小倉清先生がいた。御歳八五歳（当時）の現役精神科医、児童精神医療界のレジェンドである。この学会も先生の声かけで誕生したと聞いていた。

芝居の体裁を取ってはいても、事例検討と新しい治療的働きかけの実演が目的である。上演の後には出演者全員とフロアのやり取りの時間を設けてあった。そのとき、最前列にいた小倉先生から質問が出た。先生は事例の掘り下げ方が甘いと不満を述べられたように思えた。芝居を終えたばかりで気分の高揚していた私は、不用意にも、それは演出上の理由で……と言い訳をした。すると先生は「それはセンセイの都合だけれども」とおっしゃった。

私は、かつて劇団に所属していた頃、座長から同じ言葉でダメ出しを受けていた。「このホンは都合だよ」。そのときの座長の不愉快そうな顔を私は忘れない。駒場にある小さな劇場で舞台稽古をしているときのことだった。作家の都合で書かれた台本では、役者がどう頑張ったところでリアリティのある舞台は創れない。彼はそう言いたかったのだろうか。

「さすがですね、小倉先生は。見るとこは見てますよ」。楽屋に戻った私たちに、制作を任せたトッキーと呼ばれる男が声をかけてきた。莫迦野郎め、あちらにおわすお方をどなたと心得る。不登校生徒の担任役で出演した教員の悦子さんからは、「あのおじいさんは誰ですか？」と聞かれたので、エライ先生だとだけ言っておいた。

その小倉先生から、翌年の正月に電話があった。「センセイ、僕の患者さんをやってくれませんか」。話を聞くと、前年の学会とは別の研究会で、先生の初回面接のデモンストレーションをすることになったとか。「すぐにセンセイのことを思い出してさ」と、受話器の向こうでレジェンドの声が弾んでいた。断る理由がどこにあろうか。

とはいえ、児童精神医療にかかわる人たちの集まりである。児童のケースを用意しないといけない。しかし、還暦を過ぎた私が小学生を演じたらコントになってしまう。ここは前年のケースの第二幕として不登校の中学生を持つ親が相談に行く設定にしようと考え、小倉先生に企画書を書いて送った。父親役は私、母親役を悦子さんに頼むことにした。

ところが、悦子さんからはあっさり断られてしまった。新しい学年を受け持つことが決まっているし、本番が一学期の真ん中にあたるのでは時期が悪いというのである。無理は言えない。そもそも、再演を狙ったり他人をアテにしたり、楽をしようとしたのがいけなかった。

私はもう一度頭をひねり、四〇歳のひきこもり男性の役を思いついた。舞台の上なら二〇歳ぐらいはサバを読めるだろう。それから、実際の臨床で出会ったいくつかのケースを頭の中で寄せ集め、小学二年生の不登校児がそのまま社会に出ることなく四〇歳を迎えたという設定で、人物造形に取りかかった。社会化される機会を失い続けてきた「永遠の児童」を演じてみせようというわけである。

とはいえ、中年のひきこもり男性が、すんなり病院を受診するはずがない。それなりの背景と動機が必要である。それ以前に、不登校になったいきさつや、その後の経緯など、要するに生育歴や現病歴を作っておかないといけない。家族歴や家庭環境も重要だ。小倉先生は、精神分析華やかなりし頃の米国で精神科臨床の研鑽を積まれている。家族に関することはそうとう詳しく聞かれるだろうから、細かいところまで詰めておかねばなるまい……。

私は、人物像とストーリーを作り上げ、それを紹介状という形で先生に送る約束をした。当然、そこに載せる情報、あらかじめ小倉先生と観客が知ることのできる情報と、私が患者となって当日その場で初めて明かす情報は分けておかなくてはならない。一般の症例検討会のように、配布されたレジュメにすべてが書かれてあるようでは、ドラマで提示する意味がない。

それにしても、台本のない即興劇、小倉先生はいつもなさってることをそのままなさればよろしいだけだが、こちらは長い時間、別人になって座っていることになる。大丈夫なのか？さすがに、ぶっつけ本番は無理だろう。

そこで、私は懇意にしている精神科医二名のスケジュールを押さえ、彼らを相手にクリニックでリハーサルを行うことにした。初回面接であるから、ひとりあたり一度きりの稽古だ。客も入れなくてはならない。守秘義務を持つ仲間たちに声をかけて動員をはかるとしよう。

プランは立った。私は自分のワードローブの中から、衣装に使えそうな服をいくつか候補に選んだ。靴は白のスニーカーにしたいが、これは買って揃えないといけない。あとは、そうだ、カツラがいるな……。

「台本」代わりの紹介状

小倉清先生

拝啓　新緑の候、先生にはご健勝のこととお慶び申し上げます。

さて、このたびは先生にお願いごとができまして、厚かましくもこうしてお便りする次第です。じつは、私が××病院に在職中に診ていた患者さんを、先生にご高診いただきたいのです。母親から約二〇年ぶりに連絡があり相談されました。

××病院を退職してからも、東京にいた間は母親と年賀状のやりとりぐらいはあったのですが、この土地に赴任してからは連絡が途絶えました。しかし、最近になってなんと本人からSNSを通じてメッセージが入り、私の居場所が知れることになったのです。母親からは、勤務先に電話で問い合わせがありました。

話によると、本人は小学校で不登校になって以来、ずっとひきこもり状態が続いているそうです。両親も七〇歳前後のはずですから、子どもの行く末を心配したのでしょう、あらためてどこか受診できるところを紹介してくれないかというのです。

私が彼を診ていたのは、おそらく小学五年生から中学卒業ぐらいまでだったと思います。母親に確認すると、不登校になったのは小学二年生のときで、それ以来学校にはまったく通わなかったそうです。中学を卒業してから単位制高校に入学したものの一年で中退しています。私が××病院を退職するときに後任の医師に引き継ぎましたが、相性が悪かったのか通院しなくなり、以来、精神科や相談機関には行っていません。

この人の家は××区の××にあって、私が診ていた当時は、父方の祖母と同居しており、きょうだいは妹がひとり、五人家族で暮らしていました。資産家だった祖父のおかげで家は裕福で、子どもたちは大事に育てられていた印象があります。不登校でもひきこもりでも、家族からプレッシャーがかかることはありませんでした。その後、祖母が亡くなり、妹は結婚して地方に住んでいるそうです。

現在の生活について訊いてみると、ひきこもりとはいえ近所の図書館や本屋にはひとりで行けるようです。××病院にも、中学生の頃は、ひとりで通っていた時期もありました。二、三年前に虫垂炎のため入院して手術を受けたそうですが、医師や看護師などとはちゃんと話ができたといいます。虫垂炎は発見が遅かったのか腹膜炎も起こしていて、手術はけっこう大変だったらしく、その後も定期的に通院しています。

母親に頼まれ、すぐに先生のことを思い浮かべたのは、住所が××で先生のクリニックに近いということもありますが、彼がとても面白い子だったからです。先生とならきっと波長が合う気がいたします。

私が診ていた頃は、子どもながら言うことが気が利いており、大いに感心させられたものです。スクウィグル・ゲームやパソコンを使ってお絵描きなどもしましたが、感性も発想も豊かなものを感じました。

ただ、いわゆる知覚過敏のせいでしょうか、自然であれ人であれ周囲の刺激に敏感に反応し、本人もそれを持て余し気味に見えました。かんしゃくを母親にぶつけ、そういうときの乱暴は激しいものでした。

彼が現在どんな人物になっているか、楽しみなような怖いような気分です。名前をお伝えするのが最後になりましたが、大山昇（おおやま・のぼる）君といいます。年齢は四〇歳と聞いて驚きましたが、私自身がもう還暦を過ぎましたから、当たり前といえば当たり前な年齢です。むしろ、自分の歳に吃驚すべきなのかもしれません。

ちかく母親から予約の電話が入ると思います。追ってご連絡させていただきますので、ご意見などお聞かせいただけますと幸いです。ご多忙のところ無理を申し上げて恐縮ですが、なにとぞよろしくお願いいたします。

敬具

二〇一九年五月吉日

兵庫えべっさんクリニック
山登敬之　拝

そして患者になる・序

母さんは、駅前の商店街で買い物してくると言うと、僕を待合室に残して出て行った。まわりには順番を待っている人はいないようだった。そのかわり、赤ちゃんや小さな子どもを連れたお母さんたちが、何人か階段を上っていくのが見えた。壁に「二階・ディケア」と掲示してあった。なにをするところだろう。

よそ見をしていたら、奥の部屋から僕の名前を呼ぶ声がした。眼鏡をかけた小さなおじいさんが手招きしている。僕は、慌てて立ち上がって、そっちに歩いて行った。

「さあ、どうぞ。お入りください」と、おじいさんは僕を部屋に招き入れた。僕は黙って椅子に座った。

「ここにね、ヤマト先生がお書きになった紹介状があります。これを初めに読んでもらおうかな。いつもなら私が患者さんに読んで聞かせるんだけど、今日はあなたが読むのがいいと思って」

そう言って手渡された手紙を、僕は言われたとおりに読んだ。声に出して。おぐらきよし先生……おぐら先生っていうんだ、この人。

読むのに一所懸命になって、内容はあまり頭に入らなかった。だから、読み終わってから、「なにか感じましたか？」と聞かれたときには、ちょっと困った。

「なんとかゲームってなんですか？」と、とりあえず聞いてみた。先生はスクウィグル・ゲームというお絵描き遊びの説明をしてくれた。そういえば、病院に通っていた頃、そんなことをやってたな、あのセンセイと。僕の頭に病院の薄暗い廊下とカビ臭い診察室の風景が浮かんだ。

「知覚過敏、とありますが、どういうことを言ってるかわかる？」

今度は先生のほうから聞かれたので、「敏感なこと？」と答えた。先生は「そうだね」と言ってから、「自分の気持ちに正直、ともいえるね」と付け足した。そして、机に片肘をのせ椅子の背に体をあずける体勢から、ゆったりした口調で僕に語りかけた。

「人には誰にでも歴史がある。あなたにどんな歴史があるのか、教えてもらえるかな。もちろん、初めて会ったわけですし、話したくないかもしれないけど。……今日はなにか決心していらした？　お困りのことがあるわけでしょう？」

そこで、僕は答えた。自分の蓋が勝手に開いたり閉まったりするので、外から刺激がダーッと流れ込んできたり、逆に自分の中に閉ざされた気分になったりするのが困る。困るは困るけど、蓋が開いたときは世界がイキイキと感じられて楽しいし、悪いことばかりじゃない。夕焼けがキレイだとか、吹いてる風が気持ちいいとか、そんなときはどこまでもズンズン歩いて行きたくなる。実際に歩いて行ったまま家に帰れなくなって警察に保護されたこともある。子どもの頃の話だけど。

僕が話すのを聞いて、先生は「それはいいね」と微笑んだ。「そういう話をするのは楽しいでしょう」。それから、先生は思い出話を始めた。小学校の四年生か五年生のとき、先生は裏山のいちばん高い木のてっぺんに登って、目の前に広がる空や山や海を見る遊びにはまっていたそうだ。木は風や子どもの体重で大きく揺れる。その感覚が楽しいので、五時間でも六時間でも、木の上にいて飽きなかった。

すごい。僕にはとても無理だ。高いところは恐いし、木になんか一度も登ったことがない。ところが、木登りはそんなに難しくないと先生は言った。

「ただ、気をつけないといけないのはね、こうやって腕を木に回したとき、裏側にムカデがいることがある」

「ムカデ？」

「ムカデ。こいつに触ったら大変だ。手がこーんなに腫れあがってしまう」

「痛いんですか？」

「痛い」

ますます無理だ。僕はこの先も木登りはしないだろうな、一生。

「それより大きな木の上で揺られてるのが楽しくてね、それを同級生に言ったら、おまえおかしいんじゃないかと言われた。たしかに、おかしかったかもしれない……」

先生はそう言うと少し黙った。

「そう、でも、これはわたしの話だ。あなたは……学校にはどうして行けなかったの？」

僕は質問に答えて、そこにいなくちゃいけないのがイヤだった、教室はなんだか薄暗かったし生徒たちはうるさいし……と説明した。だけど、先生はそれにはコメントせず、テレビで見た不登校の番組の話を始めた。「隠れ不登校」とやらが子どもの八人に一人いるとか、そんな話だった。

「だいたい二〇〇〇人ぐらいにアンケートを取ったそうだけど、家にいるのがイヤだと言ったのは一人きりだったんですよね。それから、スタジオにいた評論家や学校の先生たちやアナウンサーも、親や家族の問題に触れた人は一人もいなかった。それがわたしは不思議だと思った」

僕は家にいるのもイヤだ。家にいるのは落ち着かない。学校よりはマシだけど。いまだって、家の中を毎日グルグルグルグルグル歩き回っているんだ。僕がそんなことを話すと、先生は困ったように笑って言った。

「でも、人はつねにどこかにいなくちゃならんでしょ」

それからちょっとの間、沈黙があった。

「そうすると、その、人生がイヤだと感じることはない？」

「人生がイヤだとは思いません。押しつけられた人生はイヤですけど」

「ああ、それはわかりますけどね。だけど、自分で選ぶ人生っていうのはあるでしょ」

「選べればいいですけどね」

「ひきこもる以外にね。学校以外に」

「毎日毎日が大変で……。そういうことは想像できない」

僕はなんだか息苦しいような腹立たしいような気分に包まれた。すると、先生は紹介状にチラッと目をやりながら言った。

「学校はイヤでも、図書館なんかには行ってらしたんでしょ」

「本は好きでした」

「ああ、そう。たとえばどんな本？」

「ファンタジー小説と児童文学です」

そこからは、しばらく本の話になった。

そして患者になる・破

「なんだか、わたしの話ばかりするようだけれども」。そう前置きしてから、先生はお母さんの思い出を語り出した。

太平洋戦争が終わった年、中学一年生だった先生は、あるとき本屋で英語の詩の本を見つけた。買って帰って読んでいたら、お母さんに咎められた。先生のお母さんは女学校の教師だった人で、子どもの躾や教育には厳しかった。どこで買ったの！　これからは、お母さんの許可を得てからにしなさい。これに対し、先生はひるむことなく言い返した。僕は僕の好きな本を買います！」

「そう言ったら母親はビックリした顔をしてね、それ以来わたしに命令するようなことは一切なくなった」

そんなに簡単に親は変わるのか。僕には信じられなかった。

「先生のお母さんは、そんなにすぐ変わりましたか」

「そう。変わったね、そこで」

「……いいなあ」

僕は自分のつま先に視線を落として黙った。

「あなたのお母さんは、あんまり変わらないかね？」

「変わりませんね。年はとったかな。でも、年をとっただけで、基本的にはなにも変わりません」

僕がまた黙ると、先生は机に頬杖をついて「まあ、人が変わるかどうか、年齢は関係しない場合もあるね」と言った。

そのときだ。僕の口から自分でも思いがけない発言が飛び出した。

「こないだ首絞めちゃって」

「首を絞めた？」

「母さんの」

「お母さんの？」

「あんまりうるさかったから」

「へえ……。そりゃちょっとビックリだ」

先生は、いちど乗り出した上体を、ゆっくりと椅子の背に戻した。

あの日は、母さんがうるさかったから、首を絞めて黙らせたんだ。それが手っ取り早いから。でも、手加減しなかった自分がちょっと怖かった。でも、このまま絞めていてもいいかとも思った……。聞かれもしないのに僕は話した。

母さんが今日僕をここへ連れて来たのは、この話をさせたいからに違いなかった。だから、僕は話すまいと思っていた。だけど、話しちゃった。これじゃ母さんの思うツボだ。ちょっとあんまりじゃないか？

「うーん……。下手をすると大変なことになっていたかもしれない」。先生は静かに言った。

「そりゃあ、ちょっと重大なことだね」

でも、こうやって話したってことは、僕もホントは話したかったってことなのか。

「久しぶりですよ。子どもの頃はもっと、毎日のように殴ったり蹴ったりしてましたから」

「そんなにお母さんのことを憎いと思ったんでしょうか？」

「憎いと思ったことはありません。憎たらしいと思うことはあるけど、べつに恨んでいるわけじゃないし……」

「憎いと憎たらしいは違うの？」

「違うと思います。憎たらしいには好きも入ってる」

「そうだよね。わたしもそう思った」

先生は、僕の言葉に間髪入れず反応し、どういうわけか笑顔を見せた。

「だから、あなたは半分お母さんに甘えているんじゃないの？」

半分どころじゃないな。全部かもしれない。母さんがいなかったら僕は困る、絶対。

「お母さんは、あなたのことを心配しておられるでしょうね」

「心配してるでしょうね」

「それがうるさい？」

「……うるさいですね」

「でも、心配してくれていないと困るところもあるんじゃないですか？」

「そうですね」

僕は素直に答えた。

「うるさい気持ちと世話をしてほしい気持ちと、両方の気持ちがある。まあ、両方の気持ちというのは、どんなことについても誰にでもある。それが人間というものじゃないですか」

一息ついてから、先生は「それとさ……」と言葉をつないだ。

「子どもが親に甘えるのは当然なんだけど、しかし、親は非常にしばしば子どもに甘えるね。そう思いませんか？」

「じゃあ……。そうか、母さんは僕に甘えてるんですか？」

「うーん、甘えてるんじゃないの。でも、それをあなたは半分歓迎してるんだよ」

「……」

「それが問題なんじゃないのかな？」

僕は先生の目を見た。

「どうすればいいのかな」

「わたしは中学一年生のときに、ガーン！と言った」

「ガーンと……。ガーンと言うどころか、殴ったり蹴ったりしてもわからないからね、うちの母さんは」

「ああ、親を殴ったことはないな」

「なぜわからない！　嘘はやめろ！　って」

「そうすると親の反応はどうだったの？」

「昔は取っ組み合いになったりしたけど、いまは悲しそうな顔をしてるだけだ」

「そう……。嘘、か……。あなたにはそう思えたんだね。だけど、お母さんはそのときあなたに甘えようとしてたんじゃないの。それが、あなたには許せなかった」

「ああ、そんなふうに考えたことはなかったな。母さんが甘えているとはね」

いつの間にか、僕は先生とタメグチで話していた。

そして患者になる・急

「私の父親のほうのおばあさんという人は、まったく昔の人でね、いつも正座していたんだ」

今度は前置きもなく、ふたたび先生の家族の話が始まった。

「わたしはまだ幼くて、正座なんかしなくてもいいのになあと思ってた。だけど、おばあさんは自分自身に対して厳しい人だったんだね。わたしの母親なんか、嫁と姑の関係だったけど、おばあさんのことをとても尊敬していて、自分もいつかああいう立派な人になりたいと、そう言っていた」

だから、先生も幼心に「ああ、おばあさんていうのは、よっぽど偉い人なんだな」と思っていたそうだ。そこで、僕も来年一〇〇歳になるうちのおばあちゃんの話をしてみたくなった。

おばあちゃんは、いまは老人ホームに入ってるけど、とても頭のいい人だ。だけど、母さんは、おばあちゃんのことを尊敬しているかな。実力ではおばあちゃんに全然かなわない気がするけど、母さん自身がどう思っているかまではわからない、聞いたことないし。

考えてみれば、おばあちゃんも物忘れが増えたぐらいで、基本的には変わっていない。だとすると、母さんも？

「九九歳まで変わらないですかね。……困るな」

「でも、いつの日か、それを感謝するときも来るんじゃないの」

感謝……感謝はしているな。だって、この歳になるまで、ずーっとめんどうみてくれてるんだし。でも、それとこれとは話がべつじゃないか。

「ともかくさ」と、先生は声のトーンを変えた。

「人は誰でも、原家族というか、ある家庭に生まれてくるわけだよね。そして、最初はお父さんお母さんが中心かもしれないけど、おじいさん、おばあさん、おじさん、おばさんといろんな人に関係が広がっていくでしょ、人間関係は」

「広がっていく、っていうか……」と、僕は食い下がった。

「むしろ人が減ってるからね、僕んちは。おじいちゃんが死んで、妹が結婚して家を出てって、おばあちゃんが老人ホームに入っちゃったから、いまは三人だ」

「そうか……」。先生は頬杖をついて黙った。長めの沈黙があった。それから、先生はまた口を開いた。

「でも、あなたは見かけより……なんて言ったら失礼だけど、いろいろ感じたり考えたりできる人ですね」

考えていないと僕は大変なんだ。考えているほうが蓋が開かないですむ。どうしようもないときもあるけど。

「どうしようもないとき、っていうのは、たしかにありますね」と、先生は僕の話を受けて、次のように言った。

「だけども、それだからこそ、って言っていいか、そういうことがあったとしても、自分の本当にやりたいことが見えてくるのが大事じゃないですかね」

僕は、ふつうが良くて、ふつうになりたかったけどなれなかった。いまさら「やりたいこと」って言われてもな。でも、それをここで言いたくはなかった。なので、代わりに聞いてみた。「……まだ間に合いますか？」

すると、先生はすぐに言った。

「間に合わせるんだよ」

この返答に、僕は虚を衝かれた思いがした。間に合わせるのか、僕が？　自分で？

「間に合わせる？」

「間に合わせる」

「……死ぬまでに？」

「死ぬまでに、そう」

僕の小さな混乱をよそに、先生はカミヤ・ミエコさんという人の話を始めた。なんだかとても偉いお医者さんみたいで、医学部を卒業したのも精神科医として仕事を始めたのも遅かったけれど、若き日の志を貫いてハンセン病の療養所で患者さんたちのために働いたそうだ。本もたくさん書いたらしい。

『生きがいについて』というタイトルの有名な本があるというので、先生になにが書いてあるのか聞いたら、「いやあ、それは人生についてですよ」と言われた。「人生」と聞いて僕はまた落ち着かなくなった。そして、もう一度似たような問答が繰り返された。

「間に合うかな……」

「間に合わせるんだよ」

先生は体をひねって机の上の時計を見た。終わりの時間が来たようだった。「早かったね」と先生は言って、最後にこう聞いてきた。

「この一時間の話を振り返ってどう？　私に聞いてみたいことがありますか？」

そこで、今度は違う聞き方をしてみた。

「治したほうがいいんですかね？」

「うーん、そうねぇ……」

「どうやったら治るのかな」

もう一度言うよ。僕は、ふつうが良くて、ふつうになりたかったけど、それができなかったんだ。いまからでもふつうになれるのかな。

「でも、あなた自身でいればいいじゃない」

「でも、自分自身でいると苦しいから……」

「苦しくっても、それしか手がない」

「手はないですか？」

「自分の考えを信じてさ、それを貫き通すんだよ」

「信じられるかな……」

「それはまあ、たまには疑問が湧くこともあるでしょうけど、そしたら、またこうしてお話をすればいいいんじゃないですか」

「ここに来ればいいですか？」

「来ればいいというわけじゃないけど……」先生は笑った。「もし、わたしと話してみたいというんだったら、いつでもウェルカム！」

僕は席を立ち、黙って頭を下げ、診察室のドアをゆっくり開けて外に出た。気分は悪くなかったけど、脳味噌がブクブクいい出しそうだった。このまま帰っていいものか……。

ちょっとの間、僕は診察室のドアを背に突っ立っていた。それから、待合室に向かってトボトボ歩き出した。僕の視線の先には、ソファーにもたれて居眠りする母さんの姿があった。

「解説」に代えて

本稿は、二〇一九年六月一日に開催された児童分析臨床研究会の『小倉清の初回面接』を振り返って、私の一連の経験をフィクション風にまとめたものである。

前章の続編にもあたるので、冒頭はその文体に合わせた。紹介状は研究会の前に小倉先生に郵送した架空のものだが、実在する病院名や地名は一部を伏せ字とした。「そして患者になる・序破急」は当日の映像記録をもとに、私の演じた「大山昇」その人になったつもりで書いた。「 」内の台詞、とくに小倉先生の台詞は、当日の発言をほぼそのまま文章に起こした。患者側の台詞も同じであるが、「 」を外したところのつぶやきとト書きに相当する部分は、私が後から創作した。

冒頭に記したように、小倉先生の誘いに二つ返事で応じた私だったが、この企画に参加する意義については自分なりに考えていた。ドラマ形式のケース・プレゼンテーションは、前年の学会ですでに実験済みであり、ある程度の手応えをつかんでいたから、それを発展させてみたい思いがまずあった。

前回も当事者側に回って物語を構成したが、今回は一度は日和ったものの自分自身で患者を演じることにした。しかも、前回は団体戦であったが今回は個人戦、おまけに相手役は誰あろう小倉清先生である。より濃密で芳醇な時間を体験できる予感がした。

「本番」に向けて意識したことはふたつある。ひとつは、自分が演じる人物の造形だ。読めばわかるように、発達障害をベースに不登校から社会的ひきこもりに至ったケースを想定した。言い換えれば、思うようにならない身体（感覚、感情、行動など）を抱え、それゆえに世間のその他大勢のように「ふつう」に生きられなかった人である。

なぜそんな難しい役を選んだかといえば、身体レベルで違いがあるとするのなら身体ごとその人になってみてはどうか、と考えたからだ。もちろん、舞台の上でも私の身体はこのままであるから、あくまで役を演じることしかできない。だが、彼らに似た身なり、振る舞いをして、実際に彼らが喋った言葉をなぞれば、想像を超えたところに発見が生まれるかもしれない。

モデルにしたのは、私が診察室であった患者さんの何人かだが、作家の東田直樹さんのことも頭にあった。東田さんは『自閉症の僕が跳びはねる理由』（エスコアール出版部、二〇〇七年→角川文庫、二〇一六年）など多くの著書を通じ、自閉症について当事者の側から啓蒙しているが、彼の知覚のありように私は以前から驚かされてきた。それは、「知覚過敏」といった名称で症状のひとつに数えてすまされるようなものではなく、この世界の感じ方、捉え方という点で、私たちその他大勢との違いを示すもののように思えた。

私は、東田さんとの往復書簡『東田くん、どう思う？』（角川文庫、二〇一九年）の中で、彼の独特の感覚を「原始の感覚」と呼び、一種の憧れを持ちながら、あれこれ質問を繰り返した。それは自分にはない、あるいは、自分が社会化される間に失ってしまったなにかに違いなかった。

そしてじつは、私は小倉先生にも東田さんと同様の資質を感じていた。面接の中で初めに語られる少年時代の思い出話は、先生の手記やインタビュー集で読んだことがあったし、先生から直接うかがったこともあった。それ以外にも、幼児期から思春期までの武勇伝の数々から、私は先生が「その他大勢」に収まる子どもではなかったとにらんでいた。

だから、私が演じる大山昇なるキャラクターは、小倉先生にチューンしたものでもあった。紹介状に「先生とならきっと波長が合う」と記したのも、言ってみれば伏線である。

さて、もうひとつ意識したことは、患者の立場で小倉清先生の面接を受けることである。言うまでもなく、これは先生の実際の診察に陪席するのとは、ひと味もふた味も違う体験だ。面接の陪席ならば私は精神科医のままだが、ドラマであれば私は患者として小倉先生に向き合うことになり、精神科医の私がその二人の様子を覗き見ることにもなる。

精神科面接において、患者は自身の「物語」をみずからの語りによって明らかにせねばならない。つまり、ナラティヴであることが重要なのだ。しかるに、面接の進行は医師の手に委ねられている。だから、患者が自身の語り口を見つけられるか、自身の物語に触れられるかは、そのときの医師の腕次第ともいえる。

今回のドラマの流れをみると、小倉先生は自分の個人史上のエピソードを積極的に織り込んで面接を進めているのがわかる。そのお膳立てとして、患者自身に前医の紹介状を読ませ、

「人には誰にでも歴史がある」と前置きをしている。このあたりまでは、いつも診察室で行われているとおりかもしれない。

しかし、その後に先生の口から出てきた数々の話題は、意図的に仕掛けたとは思えない。患者との対話の中で、相手の話や反応に刺激されておのずと出てきたものであろう。患者はひとり一人それぞれ異なる歴史があるのだから、当然といえば当然だが、得てして医者は自分のペースで話を進めがちである。だいいち、ここまで自分の個人的な話をする者はめったにいない。

私は、「大山昇」に前述したとおりの造形を施したが、彼のテーマは身体の問題に加え家族の歴史にあると考えていた。面接では、おもに母親との葛藤についてしか語られなかったが、冒頭で触れたように、家庭環境や家族歴に関する情報は念入りに仕込んであった。

そのことを知ってか知らずか、小倉先生は面接が進むに従い母親と祖母の思い出話を持ち出す。神谷美恵子の話が締めくくりに出てきたのも、先生の中でつながる思いがあったからかもしれない。

このように「家族の歴史」を生きてきた者どうしが共振するような面接となったわけだが、オープンダイアローグの視点で見れば、これはまさしく「対話」的な時間であった。小倉先生ご自身の八五年間の経験が、先生の中でポリフォニックに響き合い声となった。それに導かれるようにして私も声を発した。それが可能になったのは、私の身体に私自身の個人史と複数の患者の物語が詰まっていたからである。

映像を後から検証してみたところ、私の身体が自然に反応した瞬間を見つけることができた。私は、手背を上にして両手を大腿部と椅子の座面に挟む姿勢で座り、上体を前後に揺らしながら先生の面接を受けた。ここぞというところで貧乏ゆすりを入れたりもした。これらはあらかじめ練習していた「演技」であるが、映像には私が身体の揺れを止めて先生の話に聞き入るシーンが何度かあった。身体が自然に反応するとき、こころは素直になっている。

私は、小倉先生からすでに聞いていた少年期の木登りの話や、著書で読んでいた家族の話を、舞台の上でも新鮮なものとして聞いた。また、終盤に先生が口にした「(死ぬまでに)間に合わせるんだよ」という言葉は、私の演じた四〇歳のひきこもり男、社会化を阻まれた永遠の児童、大山昇の胸に刺さった。そのとき私は、芝居抜きで小倉先生とたしかに「対話」していたのである。

ただし、あらためて患者の立場に戻ってみると、小倉先生の言葉は聞きようによっては厳しく、大山昇はときに困惑、混乱し、めまいを覚えたのではないかと心配にもなった。そこの部分を「　」の外のつぶやきとト書きにしたつもりである。あんな物わかりの良い患者さんはいませんね。芝居がはねてから、小倉先生ともそんな話をして笑った。

蛇足ながら、最後に演劇的観点からコメントしておこう。私にとって『小倉清の初回面接』は、演劇と呼ぶにふさわしい出来事であった。演劇は虚構(フィクション)によって現実(リアル）を照らし出す装置である。とはいえ、ガチガチに固められた虚構では、かえって現実は見えにくくなる。それに反して、今回の舞台は、良い塩梅に患者と医師の対話「劇」になっていたと思う。

大山昇はフィクションだが、私は山登敬之から離れられない。小倉先生はリアルだが、衆目の中においては診察室の小倉清その人ではいられない。体裁は芝居だが、じつは芝居半分、私と小倉先生は、さまざまな関係を越えて舞台の上で対等の存在であった。診察室における患者と医師の関係も、本来はそうあるべきだろう。

蛇足の二本めは、演劇の魅力である現前性についてだ。目の前で起こること、一度限りであることが、私たちのリアルを保証する。思えば初回面接も一回限りのものであり、その意味では演劇に通じるところがある。小倉語録に「大事なことは、みな初回面接で出ている」とあると人づてに聞いたが、これもまた現前性に触れる言葉かと思った。

そういえば、劇作家の平田オリザは、演劇は「人生に少しだけ似ている」と気取った言い方をしていた。それに倣えば、精神科面接も演劇に少しだけ似ているのかもしれない。

16 しゃべれなくても言葉はある、わからなくてもこころはある

作家・東田直樹氏はなぜ日本児童青年精神医学会の登壇を拒否したか

二〇一六年秋、私の所属する学会で、ちょっとした事件が起きた。第五七回日本児童青年精神医学会総会における教育セッション「当事者との対話」のうちの一題が、理事会に横槍を入れられ、結果的に中止に追い込まれたのだ。この総会、大会長が精神医療業界の良心として名高い青木省三先生であり、潰れた企画が作家の東田直樹氏と私の公開対談であったから、さあ大変！である。

これは、単に小さな学会での揉めごとではすまない、まさに事件と呼ぶに相応しい出来事な

のであるが、同時にコミュニケーションとその「障害」を考えるうえでかっこうの素材を提供するものでもあった。そこで、まずは経緯を説明しようと思うが、その前に学会という団体に縁のない読者に基礎知識を提供しておきたい。

毎年各地で開かれる総会（大会）は、その年に選ばれた大会長のもと、事務局が準備や運営を行う。これとは別に、組織としての学会には、代表理事（当時も二〇一九年現在も松本英夫東海大学医学部教授）のもとに理事会があり学会全体の運営にあたっている。力関係でいえば総会事務局より学会理事会のほうが上にある。だから、横槍も入れられるのだろうが、今回のような出来事は滅多にあるものではない。学会員になって三〇年余の私にとっても前代未聞であった。

それから、念のため、東田直樹氏の紹介もしておこう。彼は、重度の自閉症でありながら、みずからの努力で言葉による自己表現を可能にした人だ。四歳の頃から、ファシリテイテッド・コミュニケーション（facilitated communication：FC。詳細は後述する）によるトレーニングを重ね、文字を書いて意思を伝える力を身につけた。さらに、小学校二年生からキーボードで文字を打つ練習を始め、六年生のときには他人の力を借りずに文章が書けるようになった[1]。現在は、自家製の文字盤を指さして言葉を探しながら話す「文字盤ポインティング」という独自の方法を用い、講演や対談を行ったり取材に応じたりしている。

東田氏は一九九二年生まれ。すでに多くの著作があるが、一〇代のときに書いた『自閉症の僕が跳びはねる理由』（エスコアール出版部、二〇〇七年）は、二〇一四年に翻訳されて英米でベストセラーになった。いまでは三〇近い世界の国々で出版されている。また、この本をもとに作られたNHKの番組『君が僕の息子について教えてくれたこと』（二〇一四年）は、同年の文化庁芸術祭テレビ・ドキュメンタリー部門で大賞を受賞した。

さて、くだんの総会の企画では、自閉症スペクトラム、虐待、ひきこもりなどの当事者と医師のコンビによるセッションが予定されていた。目的は、当事者との対話を通じて、治療する・される、支援する・される関係を見つめ直すことにあった。

青木先生から私のところに打診があったのは二〇一四年の一〇月であった。私が二つ返事で引き受けたのは言うまでもない。東田氏には二〇一五年六月に依頼のメールが送られ、すぐにエージェンシーを通じ承諾の返事が来たという。その後、当企画を含む総会のプログラムは同年一二月と翌二〇一六年二月に理事会の承認を得て、事務局は準備に入った。

しかし、四月ぐらいから理事会に怪しい動きが見られ始め、六月に東田氏と私のセッションを中止する決定がなされた。総会事務局はあくまで当初の企画を実行する方針を貫き、最終的に理事会は中止を取り消したのだが、その代わりにこの間の経過報告を学会のホームページに掲載すると言ってきた。実際には、二〇一六年八月八日付でその報告がホームページにあがり、その二日後、東田氏から青木先生と私に登壇を辞退する旨の知らせがあった。結果として、当初予定された私たちの教育セッションは教育講演と名前を変え、総会当日は私一人が壇上に立つことになったのである。

一度ならず二度までも承認した企画を後になって中止せよといってよこす理事会の非常識ぶりもさることながら、問題はホームページに載せた文章である。東田氏はこれを見て登壇を断ってきたのだが、その本意は確認できていない。だが、彼を知る人間が読めば、内容は的外れなうえに無礼であることがわかる。だいいち、わざわざ世間に公表する意図が不明である。そういう意味ではこれは「怪文書」というに相応しい。ここから先もにそう呼びたいところだが、それも大人気ないので、「理事会文書」とすることにして以下に検討を加えてみたい。

コミュニケーションに「エビデンス」？

理事会文書の主旨は、およそ以下のようなものである。「　」の中は本文から引用した。若干意地の悪いまとめ方ではあるが、文意は損ねていないつもりである。全文はいずれホームページから消されるだろうから、私が学会誌に投稿した文章に〈資料〉として付けて活字に残した[2]。

理事会文書は言う。東田氏はFCを使っている疑いがある、と。「もしFCであるとするならば、本人の意思表出といえるか、もしそこに懸念があるとすれば、当事者との対話として扱うことが妥当であるのかどうか、という議論が生じました」。

現在はよく知らないが、東田氏は過去にFCを使っていた。FCを提唱するダグラス・ビクレン氏と一緒に講演していたこともある。だが、「FCの有効性を示すエビデンスはほとんどなく、その有効性を否定するエビデンスが多く報告されている」。

よって、「現在の筆談やポインティングを用いた東田氏のコミュニケーション方法に関する実証的研究が皆無であるがゆえに、これらの方法によるauthorshipが東田氏自身にあるのか否か、また倫理的問題は生じないのかといった論点について、現時点では科学的結論を導くことが困難であると考えざるをえませんでした」。

結語。東田氏の話は胡散臭そうだから、会員は気をつけて聞きに行くように。「『見れば分かる』といった科学的根拠に乏しい視点で参加されるのではなく、自由な討論のためには科学的・倫理的プロセスが必要であるという原則を忘れず、今後の学術的検証に役立てていただければ幸いです」

さあ、ここからは私の反証である。理事会文書は、東田氏の言葉はFCかもしれない、FCは胡散臭い、だから東田氏の話も胡散臭いという幼稚な三段論法を展開しているが、先に述べたように、東田氏は現在はFCを使っていないのだから、これは前提からして間違いである。したがって、後の議論はすべて意味がない。

このように自信を持って反論できるのは、私が東田氏本人と何度も一緒に仕事をしているからである。私たちは、雑誌『ビッグイシュー』誌上で二〇一三年四月から二年四カ月にわたり往復書簡を交わし、のちにこれを一冊の本にまとめた[3]。また、この期間中、一般人を対象に合同講演会を行う機会が三度あり、そのおりに東田氏が文字盤を使いながらフロアからの質問に回答する様子を見ている。楽屋を訪れた人々にも同様に応対しているのを見た。いずれのときにおいても、彼の言葉を他人のものと疑う人間は誰ひとりいなかった。

いや、こんな自慢話をわざわざするまでもない。東田氏の著作が国内外の多くの出版社から発売され、キーボードを叩いて執筆する彼の姿がテレビで何度も放映されている事実を知れば、FCの疑いがあるだの authorship が疑わしいだのいうことが、どれだけ的外れで失礼かぐらいわかりそうなものである。

また、過去にFCを使っていたのを理由に、いま目の前で話している話の内容まで疑うというのも、まるで筋が通らない。次のような例を考えてほしい。あなたが米国人と英語で会話していたら、「キミはどうやって英語を覚えたの？」と聞かれた。そこで、これこれの教材を使って独習したと答えた。すると相手は、「ああ、そんなやり方じゃダメだ。エビデンスがないから。悪いけど、キミの話は信用できないな」と言ってどこかに行ってしまった。ホワーイ？と、あなたは思うだろう。だって、いままで話が通じていたのに！

エビデンス？　そりゃいったいなんざんす？　という話だ。重要なのは、そのとき交わされている会話が成立しているか、話している内容が妥当であるか否かであって、これは相手の話を直接聞くしか確かめようのないことである。相手に障害があろうがなかろうが同じことだ。

理事会文書にある「『見れば分かる』といった科学的根拠に乏しい視点」とはどういう意味だろう。疑わしいことほど自分の目で見て確かめるのが、科学的態度というものではないか。

理事の一人に聞いたところ、理事会には東田氏に実際に会った人物はいなかったそうである。いくら文献を漁ったり議論を重ねたりしたところで、本人を知る者以上に真実に近づけるはずがない。ならば、私か同じく学会員の杉山登志郎先生を呼んで事情を聴けばよい。杉山先生は、先に紹介したNHKの番組で東田氏を診察し、MRIを撮って彼の脳まで調べている。だが、理事会が企画中止を決定するまでのあいだ、私や杉山先生にはなんの問い合わせもなかった。これは裏でなにかよからぬ意図が働いたと勘ぐらざるを得ない。

理事会で議論された「懸念」が文字どおりのものなら、東田氏と面識のある私たちに話を聞けばすむことである。だが、理事会はそれをしなかった。単なる怠慢とは思えない。「懸念」は晴らしてはならなかった。それが消えてしまえば、総会事務局に中止を突きつける理由がなくなってしまうからである。つまり、はじめから中止ありきで話が進んだと考えるのが自然であろう。

しゃべれなくても言葉はある、わからなくてもこころはある

企画中止の決定がギリギリで覆されたのは、さすがにこの理由では……と考える理事が何人

もいたからだと思う。もしそうであれば、この組織はまだ健全といえるかもしれないが、理事会文書がホームページに載るのを阻止するところまでは力が及ばなかったとみえる。東田氏の登壇を快く思わない誰かが政治的な力を握っており、その人物に忖度する必要があったということだろうか。

だとすると、彼あるいは彼らは、いったい何が気に入らないのだろう。東田氏のような型破りな「自閉症」を認めたくないのか、FCを認めたくないのか、認めてしまったら学術団体たる当学会の看板に傷がつくとでも考えたのか。

遅くなったが、ここでFCについて解説を加えておこう。FCとは、会話に著しい困難を抱える人のコミュニケーションを助け、それを可能にする方法のことである。具体的には、筆談、指筆談（援助者の手のひらに指で字を書く）、タイピング、文字盤、絵カード、音声出力会話補助装置（VOCA：Voice Output Communication Aids）などがある。FCのF（facilitated）が示すように、これらの多くは援助者の力を必要とする。本人のコミュニケーションに援助者が介在がするとなれば、当然のことながら、それが本当に本人の言葉なのかという疑問が生じるだろう。

だが、東田氏はいまでは援助者を介さずに自分の言葉を伝えることができる。このような人は何人もいるのだ。たとえば、ビルガー・ゼリーン（一九七三年ドイツ生まれ）[4]、イアン・マーティン・ドラモンド（一九八三年米国生まれ）[5]、ティト・ラジャルシ・ムコパディヤイ（一九八九年インド生まれ）[6]らは、東田氏と同じようにFCを経て自身の言語表現、コミュニケーションを可能にしている。学会理事会が警戒色を濃くしていた米国の教育学者ダグラス・ビクレンにも、FC経験のある自閉症当事者たち七人との共著がある[7]。

近年、こうした人たちの存在が世界のあちこちで報告されているわけだが、このタイプの自閉症（言葉の理解はあるが会話のできない「言語失行」を有する自閉症）は、じつは四〇年以上前から知られていた。わが学会における自閉症研究の先達、若林愼一郎先生が、一九七三年に『精神神経学雑誌』に発表した「書字によるコミュニケーションが可能となった幼児自閉症の1例」がそれである[8]。この論文には、一九五五年生まれの男性の発達過程が詳細に記録されている。言語とコミュニケーションの側面から、興味ある点を以下に抜粋する。

幼児期の言語発達はやや遅く、三歳頃から反響言語が目立つようになった。四歳で拒食を主訴に名古屋大学病院精神科に入院。これを境に言葉が不明瞭になり、五歳八カ月で有意語の発語がなくなった。しかし、本人が一〇歳二カ月から、母親が文字カードを使って字を教え始めたところ、その一年半後には平仮名や数字を書いたカードを正確に拾うようになった。さらに、一一歳九カ月からは、母親が「手を添えて」字を書くことを教えた。すると、一年も経つと「ちょっと手を添えてやれば」字が書けるようになり、二年を過ぎる頃には「肘に消しゴムをちょっとあててやるのみで」書くようになった（筆者注：ここに記された母親の方法はFCそのものである）。

論文中の図に本人の筆による文章が何点か掲載されている。これを見ると、一三歳のとき、母の「なぜお話ししないの？」という質問に、「おはなしするのはきらい／できない／きいていかん／字を書くことはすき」と答えている。また、同じ頃の日記には、「今日はおかあさんと名大びょういんへ行った。プレイルームであそんでいたらたく山の先生たちがきてぼくをみていたのでいやだった。はづかしかった」と書いている。

もうひとつ、印象的な例をあげよう。一五歳のある日の日記に、母親が不在だったので「ぼくは何もすることがなくてたいくつでした」と書いたのを担任教師が読み、「指令がないと動かないのはロボットだ」と言ったのに対し、本人は次のように応じた。「ぼくはロボットでないですよ。生きています」。

若林先生によれば「痛烈な応答の文章」ということだが、たしかにそのとおりである。その「痛烈な」言葉が主張せんとするものは、私にもしゃべれなくても言葉はある、あなたがたにはわからなくてもこころはある、ということではなかったか。「対人的には全く無関心の態度で、大きな奇声を発したり、とびはねるなど勝手気ままに振舞っている」ように見えた自閉症の子どもが、自分が言葉を話せない事実をちゃんと自覚していたし、他人から好奇の目で見られるのを「いやだった」「はづかしかった」と感じていたのである。

論文の終盤、若林先生は、この「予想外の特異な現象の発達がみられた」一例は「自閉症という病態における、われわれの知識を超えた神秘性を啓示するもの」と書かれている。先生の感じられた驚きは、こんにち私たちが東田直樹氏や彼の仲間たちに感じるそれと同じといってよいであろう。だが、もはや私たちは、彼らの存在を「神秘」と呼んですますことはできないのである。

「コミュニケーション能力」が問われるのはどちらか

昨今、〝コミュ障〟なる言葉を見聞きするようになった。これは一見略語のようであるが、精神医学の定義する「コミュニケーション障害」を意味しない。たとえば、子どもたちの間でも差別的なスラングとして使われていることを考えれば、〝コミュ障〟の問題は呼ばれる本人側より呼ぶ側、つまり社会の側にあると考えるほうが正解だろう。〝コミュ障〟を生み出す集団の空気、社会の空気こそが問われるべきなのだ。このことは、本家のコミュニケーション障害や自閉症スペクトラム障害にも共通していえるのではないか。

自閉症は、その特徴として、コミュニケーション能力の障害が第一にあげられている。DSM‐5の自閉症スペクトラム障害の診断基準にも「複数の状況で社会的コミュニケーションおよび対人的相互反応における持続的な欠陥があること」という項目がある。しかし、コミュニケーションは相手あってのことだから、そのどちらか一方に「障害」の要因を押しつけるというのも、本来はおかしな話なのだ。

自閉症の人とのコミュニケーションは、たしかに容易ではない。私たちは、相手から反応が返ってこないと、その人には言葉がないものと思ってしまう。それればかりか、知能が低いとみなしてしまう。どうせわからないから……と考えて、そのようにふるまってしまう。こうした態度が、多くの「障害」当事者をその場所に押しとどめてきたとはいえまいか。だとしたら、「障害」の要因はこちら側にもあるということだ。そのことを自覚したうえで、治療する・される、支援する・される関係を見直す必要があるだろう。

この人、なにを考えているのだろう。本当の気持ちが知りたい……。人は関係が近くなるほど、そう考える。友人、恋人は言うにおよばず、自分の子どもならなおさらである。その子がある種の障害によって言葉を話せないとなれば、親の思いはより切実なものとなる。言葉が出ない障害だと知らされたときの親の失望は大きい。そうした家族の気持ちを私たちはどこまで想像できるだろうか。

いっぽう、障害があるとみなされた子どもの側はどうか。すでに述べたように、彼らには語られない言葉がある。私たちが気づかぬこころの動きがある。そんな彼らの、わからないままに据え置かれることの悔しさや無念さを、私たちはどこまで理解していただろうか。

ほかの子どもたちと同じように、言葉を話せないことは悔しいし悲しい。その悔しさ、悲しさを周囲にわかってもらえないことは、もっと悔しいし悲しいかもしれない。おまけに、言葉がしゃべれないから、話がわからないからといってのけ者にされるのは、どれだけ悔しくて悲しいことか。

こうした当事者側の気持ちは、考えなくてもわかりそうなものだが、なかなかどうして難しい。考えてわかることにも限界がある。私は東田直樹氏との幸運な出会いを通じて、自閉症当事者のこころのうちを知ることができたが、私の患者にも自閉症の人は大勢いたのだから、自分自身の臨床経験からもそれは可能だったはずである。だが、正直いって想像を超えていた。知ろうとする熱意が足りなかったのかもしれないが、患者と医者という関係がじゃまをしていたかとも思う。

もうひとつ注目すべきは、言葉の出ない子どもの気持ちを知ろうとしてコミュニケーションの方法を模索した親の努力と、それに応えた子どもの努力である。もちろん、支援にかかわった人々の努力もある。そうした力を重ね合わせ、自分なりのコミュニケーション、自己表現を身につけた当事者が現実にいるのだ。その努力に敬意を払いこそすれ、彼らを排除したり活動の邪魔をしたりするようなまねをしてはならない。

はからずも、今回の学会の騒動で、理事会は旧態依然とした専門家集団ぶりを世にさらすことになった。前述のように、理事の中には道理のわかる人間も少なからずいたであろうに、こんな事態になったのはなぜなのか。これもまた、理事会の現場を支配する「空気」の仕業だったのか。それはそれで、べつに検証しなくてはならないと思っている。

[1] 東田直樹、東田美紀『この地球にすんでいる僕の仲間たちへ――一二歳の僕が知っている自閉の世界』エスコアール、二〇〇五年
[2] 山登敬之「喋れなくても言葉はある、わからなくても心はある――自閉症当事者とのコミュニケーション」『児童青年精神医学とその近接領域』五八巻、五〇七―五一三頁、二〇一七年
[3] 東田直樹、山登敬之『社会の中で居場所をつくる――自閉症の僕が生きていく風景（対話編・往復書簡）』ビッグイシュー日本、二〇一六年（『東田くん、どう思う？』角川文庫、二〇一九年）
[4] ビルガー・ゼリーン（平野卿子訳）『もう闇のなかにはいたくない――自閉症と闘う少年の日記』草思社、一九九九年
[5] ラッセル・マーティン（吉田利子訳）『自閉症児イアンの物語――脳と言葉と心の世界』草思社、二〇〇一年
[6] ポーシャ・アイバーセン（小川敏子）『ぼくは考える木――自閉症の少年詩人と探る脳のふしぎな世界』早川書房、二〇〇九年
[7] ダグラス・ビクレン編著（日向佑子、金澤葉子訳）『「自」らに「閉」じこもらない自閉症者たち――「話せない」七人の自閉症者が指で綴った物語』エスコアール出版部、二〇〇九年
[8] 若林愼一郎「書字によるコミュニケーションが可能となった幼児自閉症の1例」『精神神経学雑誌』七五巻、三三九―三五七頁、一九七三年（「特異な発達を示した症例」『自閉症児の発達』一六〇―一八三頁、岩崎学術出版社、一九八三年所収。引用は単行本による）

あとがき

前著「子どものミカタ」を上梓してから五年が経った。本書には、おもにその五年間に書いた文章を集め、それぞれ筆を加えた。前著の読者がサブタイトルを見たら、二匹目のドジョウを狙ったことがわかるだろう。

発達障害について書いたものが多いのは、それだけこのお題で注文が多かったせいか、私がそれを意識したせいか。まあ、たぶん両方だろうが、同じ時期に似たようなテーマで書いたために重複する部分も多くなった。ご容赦願いたい。

今年は元号が平成から令和に変わった。巷では、いろいろな出来事があった。年のなかばには、ひきこもりや精神障害が疑われる人たちの起こした殺傷事件があいつぎ、人々は騒然とした。加害者が現場で自死する事件が起きたときには、一部の識者がこれを「拡大自殺」と評した。それを受けて、メディアには「死ぬならひとりで死ね」と発言する人たちが現れた。

さらには、「自殺はいけない。しかし、やむを得ず自殺する場合は、絶対に他人を巻き添えにするな」と教育することも大事だ、などと主張する輩まで出てくる始末で、私は、呆れるばかりか、なんとも暗い気持ちになった。

「やむを得ず」死ぬ時は「ひとりで死ね」。こんなことを、わざわざ子どもに教えるべきなのか。かえって、こころが荒むのではないか。人はあたりまえに育てば自分も殺さないし他人も殺さない。不幸にしてあたりまえに育たなかった、育ててもらえなかった人間が、ごくたまに恐ろしい事件を起こす。そう考えるのが、それこそあたりまえだろう。

子どもにとって必要なのは、なによりその存在を認められることだ。死ぬな殺すなと言う前に、人生は楽しく生きていいのだと教えてやることのほうが大事である。

いや、待て、そう教えられる大人が、そもそもそんなにいないのかもしれない。私自身も子どもの時分に教えてもらった覚えはないが、それがいま正しいことのように思えるのは、育った時代がよかったおかげなのか。

私は、「あたりまえ」のことを子どもにきちんと伝えるのが、しつけであり教育であると考えているが、当然ながら、それもまた時代とともに変わる。だが、変わらないものもあるし、変わっては困るものもある。大人にはその見極めができないといけない。

たとえば、不登校のことを考えると、かつては、子どもは学校に行くのがあたりまえであったから、さしたる理由もなく学校に行かない子どもは、われわれのような専門家にまかされていた。だが、やがて不登校はどの児童生徒にも起こりうるという認識が広まり、いまでは文部科学省でさえそれを「問題行動」に数えなくなった。いまや学校になじめない子どもたちがいてもあたりまえの世の中になったわけだが、もとはといえば、子どもは生き物なのだから学校という箱に収まらない子が出てきてもあたりまえだったのである。

発達障害にしても、マジョリティの都合に合わせて、これくらいわかってあたりまえ、できてあたりまえと決めつけるからいけない。人それぞれであたりまえ、それがその人のあたりまえと捉えれば、「発達障害」の名のもとにくくられる人々も社会的にマイノリティを形成する一群に過ぎないことになる。その視点に立てば、見立ても支援ももう少しうまくいくのではなかろうか。

あたりまえの感覚は、時代とともに変わるものであっていいが、時代に歪められてはいけないと思う。そんな脆弱な「コモン・センス」であってはいけない。社会が作り出した仕組みやものの考え方に、生きた人間が苦しめられるのではかなわない。そうした危機感を持って、もう少しだけこの仕事が続けられたらと思っている。

さて、本書の出版にあたっては、また多くの方々にお世話になった。ここからはいくつか謝辞を。

まずは事例のモデルになっていただいた患者さんたちに、こころから御礼を申し上げる。当然のことながらプライバシーには配慮し、どこの誰だかわからないように書いてあるが、さすがにご本人が読むと自分のことだと気づくかもしれない。どれも肯定的なまなざしを向けて書いたつもりなので、お許しいただければ幸いである。

私が発達障害について深く考えるようになったのは、臨床の経験以上に、作家の東田直樹さんとの幸福な出会いがあったおかげである。また、オープンダイアローグについては、友人の斎藤環くんにその魅力をさんざん吹き込まれた。そして、その演劇的発展をたくらむ私の怪しい活動に、火をつけ油をさしてくださったのが小倉清先生である。以上のお三方には、この場を借りて感謝の気持ちを伝えたい。

そのほか、原田誠一先生、中川信子先生をはじめ、本書に収載した原稿を依頼してくださった先生方や編集者の皆さんにも厚く御礼申し上げたい。

最後に、前作に続き本書でも編集の労をとっていただいた小川敏明氏と、同じく装幀を担当してくださった木庭貴信氏に感謝の意を表する。

みなさん、どうもありがとうございました。

二〇一九年一一月　渋谷区恵比寿にて

〔初出一覧〕

1 できる・できない？　わかる・わからない？（改題）……『児童養護』四四巻、四―五頁、二〇一四年

2 「発達障害」と診断することの難しさについて……原田誠一編集『診断の技と工夫』二〇八―二一二頁、中山書店、二〇一七年

3 精神療法と発達障害（改題）……原田誠一編集『精神療法の技と工夫』二二〇―二二四頁、中山書店、二〇一七年

4 クスリをめぐる葛藤（改題）……『こころの科学』一九〇号、三八―四二頁、二〇一六年

5 子どもが悩みを言葉にするまで……『児童心理』七〇巻、九〇一―九一一頁、二〇一六年

6 不登校の子の「つらさ」について……『児童心理』七二巻、九六八―九七三頁、二〇一八年

7 精神科クリニックの仕事における脳の配分について（改題）……『こころの科学』二〇〇号、一三二―一三六頁、二〇一八年

8 思春期のうつ病と双極性障害、思春期妄想症（改題）……原田誠一、森山成彬編集『発達障害、児童・思春期、てんかん、睡眠障害、認知症』八四―八九頁、中山書店、二〇一五年

9 精神科の診察室でできること（改題）……中川信子編著『発達障害の子を育てる親の気持ちと向き合う』五八―六五頁、金子書房、二〇一七年

10 子どもたちはどう変わったか……原田誠一編集『精神医療からみたわが国の特徴と問題点』五四―五九頁、中山書店、二〇一七年

11 愛より強く……『ユリイカ』四〇巻一四号、六三―六七頁、二〇〇八年

12 息子たちよ！（改題）……『そだちの科学』二〇号、一二九―一三四頁、二〇一三年13 オープンダイアローグ・ワークショップ体験記……『精神看護』一九巻、四二〇―四二七頁、二〇一六年

14 聞きかじりオープンダイアローグ、その演劇的展開（改題）……『こころの科学 Special Issue　対話がひらく　こころの多職種連携』三六―四四頁、二〇一八年

15 そして患者になる……書き下ろし

16 〝コミュ障〟とは誰のことか（改題）……『こころの科学』一九一号、二七―三二頁、二〇一七年

山登敬之（やまと・ひろゆき）

一九五七年東京生まれ。精神科医、医学博士。筑波大学大学院博士課程医学研究科修了。国立小児病院精神科、かわいクリニック等を経て、二〇〇四年に東京えびすさまクリニックを開院、現在に至る。著書に『子どものミカタ』（日本評論社）、『東田くん、どう思う？』（東田直樹と共著、角川文庫）、『世界一やさしい精神科の本』（斎藤環と共著、河出文庫）、『母が認知症になってから考えたこと』（講談社）、『新版　子どもの精神科』（ちくま文庫）、『芝居半分、病気半分』（紀伊國屋書店）、『拒食症と過食症』（講談社現代新書）ほかがある。

わからなくても、こころはある

発達障害《はったつしょうがい》・不登校《ふとうこう》・思春期《ししゅんき》のミカタ

発行日　2019年12月20日　第1版第1刷発行

著　者　山登敬之《やまとひろゆき》

発行所　株式会社 日本評論社

〒170-8474 東京都豊島区南大塚3-12-4

電話　03-3987-8621［販売］

03-3987-8598［編集］

振替　00100-3-16

印刷所　三美印刷

製本所　難波製本

イラスト　北村みなみ

装　幀　木庭貴信（オクターヴ）

検印省略

ISBN978-4-535-56378-0